Wissenschaft aus Mitgefühl

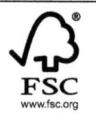

Carolin Ruckert

Wissenschaft aus Mitgefühl

Was ich von Versuchstieren und Infektionserregern lernte

Bibliografische Information der Deutschen Nationalbibliothek: Die Deutsche Nationalbibliothek verzeichnet diese Publikation in der Deutschen Nationalbibliografie; detaillierte bibliografische Daten sind im Internet über dnb.dnb.de abrufbar.

Autorin: Carolin Ruckert

Korrektorat: Maria-Elisabeth Rudolf (Lektorat Schusterjunge)

Coverbild: iStock-496488838

Herstellung und Verlag: BoD – Books on Demand, Norderstedt

ISBN: 9783755770039

Inhalt

Vorwort

Wissenschaft und Mitgefühl sind kein Widerspruch, sie sind unabdingbar miteinander verknüpft, wenn wirklich gute Wissenschaft entstehen soll. Mitgefühl in der Wissenschaft bedeutet aber noch viel mehr. Die biographische Reise, auf die ich den Leser mitnehme, beleuchtet vor allem die Tierversuche. Nichts hat mich während meiner beruflichen Laufbahn mehr umhergetrieben als dieses Thema. Denn jeder Tierversuch ist mit Leid verbunden, das ist Fakt. dies ist die Definition eines Tierversuchs! Ich habe in meiner beruflichen Laufbahn als Ärztin und Tierärztin viele Tierversuchslabore von innen gesehen und war bei zahlreichen Experimenten an Tieren dabei. Was ich aus meinem Weg des Sehens und Lernens erfahren habe ist, dass es der Wissenschaft an Mitgefühl mangelt. Ich gehe mittlerweile soweit, zu behaupten, dass ein Umdenken in der Wissenschaft notwendig ist. Nicht nur Versuchstiere brauchen dieses Mitgefühl, gerade Wissenschaftler brauchen dies mehr denn je! Zeit-, Kosten-, Konkurrenzdruck sowie die Vorgabe, möglichst schnell und mit hohem impact factor zu publizieren dominieren den Geist der Wissenschaft. Profitorientiertes Denken hat in einem Gebiet Einzug gefunden, welches in seinem Kern und Ursprung einen anderen Charakter hat. Wissenschaft ist eigentlich frei im Geist und Denken, denn jeder Wissenschaftler hat einen Spielraum, innerhalb dessen er seine Forschungsaufgaben selbstständig und kreativ wählen kann. Doch leider lassen sich viele unreflektiert vom Fluss der wirtschaftlich abhängigen Forschung mitreißen. Einige frei denkende Forscher gibt es, die unabhängig von ihrem Umfeld und den Gegebenheiten immer einen Weg finden, innovativ zu sein und mit ihrer Forschung etwas zu bewegen und Mitgefühl in die Welt zu bringen. Dies gilt es zu bewahren, zu fördern und an nachfolgende Generationen weiter zu tragen!

Jeder Forscher trägt Verantwortung über die möglichen Konsequenzen seiner Ergebnisse sowie über das während der Forschung produzierte Leid. Viele Wissenschaftler konstatieren, dass aufgrund der Forschungsfreiheit Tierversuche legitim sind. Dem ist entgegen zu setzten, dass wie erwähnt, Forscher oft nicht wirklich frei handeln. Zudem hört die Freiheit des einzelnen da auf, wo sie einen anderen verletzt. Dies gab es in der wissenschaftlichen Geschichte zu genüge, so dass man daraus lernen sollte. Forschung kann und darf sich ihrer Verantwortung nicht entziehen. Wenn man durch Wissenschaft neues Wissen schafft, dann trägt man auch die Verantwortung hierfür. Man kann nicht etwas produzieren und dann sagen "Schaut, wie ihr damit zurecht kommt! Ich habe das nur erschaffen." Diese Vorstellung herrscht tatsächlich vielerorts.

Wissenschaft kann viel bewegen. Sie sollte daher ihr Potential für gute Zwecke noch mehr ausbauen. Dazu gehört auch, dass die Förderer dies mehr unterstützen sollten. Alternativmethoden für Tierversuche werden vielerorts gefördert. Diese Förderung beträgt jedoch nur einen Bruchteil dessen, was an Geldern für Tierversuche ausgegeben wird. Hier fehlt es an vielen Seiten an Engagement und der Bereitschaft zum Umdenken. Vielmehr ist die Tierversuchsforschung eine eigene Industrie geworden. Dies ist sicherlich auch ein treibender Grund, warum in die Förderung von Tierversuchen viel mehr Forschungsgelder fließen. Was könnte man alles bewirken, wie viele tierversuchsfreie Methoden (weiter)entwickeln, wenn die Gelder in andere Richtungen umgeleitet würden! Es fehlt somit an Verantwortung und Mitgefühl an vielen Fronten!

Tierversuchsgegnern wird vorgeworfen, zu emotional zu reagieren. Demgegenüber erscheint die Wissenschaft besonnen und objektiv. Dies wird immer wieder betont. Ich habe allerdings erlebt, dass Wissenschaftler, werden Sie bezüglich der Tierversuche kritisiert, nicht minder emotional reagieren. Ich frage mich, welchen Weg kann man noch gehen? Wir können Gefühle nicht aus der Wissenschaft ausklammern. Viele von uns haben nur nie gelernt, achtsam mit ihnen umzugehen. Gefühle und Wissenschaft sind für mich heute kein Widerspruch mehr. Vielmehr sehe ich einen Bedarf, mehr Mitgefühl in die Wissenschaft einzubringen, für die Wissenschaftler selbst, für ihre Forschung, für den Zweck für den sie forschen und nicht zuletzt für die Versuchstiere. Ich möchte eine Wissenschaft unterstützen, die im Ansatz in diese Richtung geht. Dieses Buch und die Einnahmen aus dem Verkauf unterstützen die Erforschung, Entwicklung und Etablierung von Alternativ- und Ersatzmethoden zu Tierversuchen.

Was mich zu diesem Buch bewegte

Vor einiger Zeit lass ich die *Cambridge Declaration on Consciousness*, doch verwirrte mich das Geschriebene zunehmend. Es handelte sich um einen Artikel, in dem sich Wissenschaftler dafür einsetzen, Tieren ein zum Teil ebenbürtiges Bewusstsein wie Menschen zuzusprechen. Das schien zunächst positiv. Doch ich verspürte gleichzeitig Entrüstung. Woher wissen wir wirklich, wie bewusst ein Tier ist? Ist vielleicht manch Tier bewusster als manch Mensch?

Ich nahm wahr, dass in dem Artikel versucht wurde, alles Vermutete wissenschaftlich beweisen zu wollen. Aber wofür eigentlich? Wenn es um die Frage nach Bewusstsein geht, kann der denkende Geist da überhaupt hilfreich sein? Das Leben besteht aus mehr. Ist nicht Bewusstsein in jeder Pflanze, die wir mit allen Sinnen wahrnehmen? Wie spüren wir Verbindung und das Einssein mit dem uns umgebenden Leben? Wenn wir das Sein durch den Körper empfinden und dadurch das Leben an sich erkennen, welche Bedeutung hat dann unser Verstand? Wäre es nicht angemessen, wenn man demütig anerkannte, dass wir nicht beurteilen können, wie bewusst ein anderes Wesen ist? Es lässt sich erahnen und bleibt dennoch ein subjektives Empfinden, denn keiner gleicht exakt dem anderen. Vielleicht kann man auch nur so viel Bewusstsein im anderen spüren, wie man es selbst ist? Warum bewerten wir überhaupt, wer aufgrund welcher Leistungen besser ist und dadurch mehr Rechte haben darf? Wie kommen wir zu solch hierarchischem Denken? Ist der Mensch wirklich das Maß des höchsten Bewusstseins? Und ist ein solches Wissen überhaupt notwendig, wenn es darum geht, Leben mit Respekt zu behandeln? Was will man denn da messen? Wissenschaft, lass uns doch einfach sein! Mach das, wofür du da bist in einem Maße, dass es nützt, aber wenn es um Bewusstsein und auch um Mitgefühl mit anderem Leben geht, akzeptiere, es nicht in Schemata stecken zu können! Warum den Zauber entweihen?

Warum nicht demütig fühlen und hinnehmen, dass wir vielleicht nicht die Krone der Schöpfung sind, sondern ein Teil des Lebens? Ist das nicht schon wunderbar genug? Und mal ehrlich, manche Tiere sind in vielen Sinnen dem Menschen überlegen. Macht sie das jetzt zu besseren non-human animals? Vielleicht wird durch solche Forschungsversuche einigen Wissenschaftlern aber klar, so, wie es mir im Laufe der Jahre erging, dass man mit Wissenschaft nicht die Lösung für alles findet. Ich habe versucht, Gefühle und Liebe in die Wissenschaft hereinzubringen. Ich habe dort nach Mitgefühl gesucht, um Veränderungen herbeizuführen, hatte so noble Vorstellungen und Absichten. Bis ich schier daran verzweifelte und erkannte, dass dieser Weg eine Sackgasse war. Und das war gut so. Wenn man das Sein nur in der Pause zwischen den Gedanken wahrnimmt und durch den Körper spürt, wie will man das in wissenschaftlicher Sprache ausdrücken? Das ist etwas für Kunst und Poesie. Wissenschaft stößt da an ihre Grenzen, zumindest die Naturwissenschaft. Wobei, früher hieß es mal „the art of science“. Das macht mich neugierig. Wäre eine Weiterentwicklung der Wissenschaft möglich? Dafür bräuchte es bewusste Forscher und nicht welche, die nur darüber reden. Eine Meditationsstunde vor dem Labor, das wäre doch mal was! Mehr Mitgefühl für andere, aber auch für uns selbst, das würde vieles verändern.

Nach diesem innigen Sinnieren über die Aussagen zum Bewusstsein und über das nicht nur in der Forschung herrschende hierarchische Denken packte ich meine Tasche für den nächsten Wochenenddienst. Als Ärztin im Infektionslabor hatte die Coronapandemie uns fest in ihrem Bann. Oder war es nur das, was wir daraus machten? Während ich ins Auto stieg, die Musik laut drehte und der Bass mich wieder zu mir selbst brachte, wurde klar, dass ich dieses eine Buch endlich zu Ende bringen wollte. Vor einigen Jahren hatte ich zu schreiben begonnen, wollte über Tierversuche berichten und eine Forschung ohne Tierleid unterstützen. Plötzlich verstand ich, dass meine

Argumentationen ohne den persönlichen Hintergrund nur eine Hülle waren. Im Inneren spürte ich, was mich als Mensch bewegte, und das musste raus. Zuvor hatte ich versucht, in der Sprache der Wissenschaft Mitgefühl einzufordern. Doch es gibt Dinge, die können nicht sachlich paraphrasiert werden. Wo Leid erzeugt wird, obwohl es vermeidbar wäre, müssen wir hinschauen und es anpacken! Ansonsten machen wir uns mitschuldig. Wer sind wir, wenn wir unsere Macht gegen wehrlose Lebewesen ausnutzen? Was sind wir als Menschen, wenn unser Sinn des Lebens nicht im Mitgefühl und im Sich-Einsetzen für ebendieses besteht? Ich verstand erst die Bedeutung meiner eigenen Bestürzung sowie die Sehnsucht, den Weg des Mitgefühls zu gehen, als ich mich traute, meine eigene Geschichte einzubeziehen. Ich ging den Weg einer Wissenschaftlerin. Was war die Motivation, und warum fand sich dort nicht das, wonach ich suchte? Welche Bedeutung hatten die Tiere? Und was war mit diesem einen Gefühl, das mich im Nachhinein unmissverständlich navigierte?

Doch eines wurde mir klar: Die wahre Kunst bestand nicht im Kämpfen gegen vermeintliches Unrecht. Die bedrohlichen Dämonen, die wir im Außen bekriegen, sind oft eigentlich die im Inneren. Dies ehrlich zu betrachten, erfordert Mut und Mitgefühl. Es ist ein Weg, zu verstehen, wann wir, obgleich wir noble Absichten haben, trotzdem Leid erzeugen, und wann es wirklich nötig ist, einzugreifen, um Leben zu schützen und Harmonie herbeizuführen. Die Resonanz mit dem Leben zu erfahren – dies ist mein persönlicher Weg. Nun aber nehme ich den Leser mit in die Welt der Wissenschaft und in meine persönliche Reise. Wer dieses Buch liest, wird eingeladen, die eigene Resonanz zu spüren. So erfahren wir, was zu tun oder zu unterlassen ist. Dabei richte ich mich an diejenigen, die über den eigenen Horizont hinaus das Leben als etwas unfassbar Wundervolles betrachten. Ich spreche die an, die sich mutig, fühlend und liebend diesem hingeben.

In Resonanz mit Tieren

Es gibt eine Sprache, die findet jenseits von Worten statt. Was kommt vor dem Satz, vor dem Denken? Und wie kommunizieren wir, wenn nicht allein durch Worte oder Körpersprache? Spüre ich mich selbst und das Gegenüber? In einem Achtsamkeitskurs wurde einmal behauptet, Menschen seien nur zwei Prozent des Tages bewusst. Durch Meditation könne man sich des eigenen Handelns und der Gedanken etwas mehr gewahr werden. Wenn wir unsere Umwelt überwiegend subjektiv empfinden, sind vergangene Begebenheiten im Nachhinein nicht mehr objektiv beurteilbar. Erwischen wir aber einen dieser bewussten Momente, in denen wir nicht Gedanken anhaften, erhaschen wir einen Hauch der Wirklichkeit. Auch auf der kommunikativen Ebene findet so ein authentischerer Austausch statt. Die Verständigung zwischen Menschen wird klarer. Hierfür braucht es dann nicht einmal Worte. Die Japaner haben für diese Art der Wahrnehmung den Begriff *ishin denshin* erschaffen. Dies bedeutet *„eine bestimmte Form der zwischenmenschlichen Begegnung, die von gegenseitigem Verständnis ohne wortreiche Erläuterungen geprägt ist"*[1]. Aber wie gelangen wir wieder an die Wurzeln unseres Selbst und an diese reine Form der Kommunikation? Manchmal lehren uns Tiere dies.

Als ich im Alter eines Kindergartenkindes war, gab es Geschichten über Menschen, die mit Tieren besondere Beziehungen hatten. Es hieß, sie verstünden ihre Sprache. Dies faszinierte mich, denn ich spürte eine Verbindung zur Natur und zu ihren Bewohnern. Wann immer ich mit meiner Großmutter in den nahe gelegenen Stadtpark ging, nahmen wir Futter für die Vögel und Eichhörnchen mit und ich machte mich ans Üben. Ich wollte, dass die scheuen Tiere mir

---

[1]   http://www.budopedia.de/wiki/Ishin_denshin.

vertrauten, und so stand ich regungslos da, mit flachem Atem und in Gedanken so still wie möglich. Eine kleine Meisterleistung für ein Kind, mag man meinen, doch ich glaube, diese Fähigkeit besitzen wir alle. Irgendwann saßen die Meisen auf der Hand und pickten die Körnchen heraus. Am bewegendsten aber waren die Begegnungen mit den Eichhörnchen. Ich lockte sie auf eine Parkbank und setzte mich still wartend daneben, die Hand dicht neben dem Futter platziert. Ich schaute den Tieren in die Augen und sie blickten zurück. Dabei blieb mein Geist ruhig. Irgendwann ließen sie es zu, dass ich mit dem Finger das seitliche Brustfell streichelte. Dann zog ich die Hand zurück und das Hörnchen hüpfte davon. Ich wollte einen Kontakt herstellen, es aber nicht bedrängen. Wenn ich dies im Nachhinein betrachte, war es nichts anderes, als was der naturverbundene Autor Tamarack Song *„einen Coup zu landen"* nennt. Hiermit meint er, ein Tier aus reiner Freude oder aber zum reinen, aber dennoch respektvollen Schabernack zu berühren. Song sagt: *„Ich glaube, es gibt etwas beim Coup, das tief in der menschlichen Psyche verankert ist. Den Großteil unserer Existenz als Spezies waren wir Jäger*innen und Sammler*innen und mussten zweifellos aus der Jagd emotionale Befriedigung ziehen, um sie fortzuführen. Dieses Hochgefühl, wenn wir Beute anpirschen und überlisten (was im Wesentlichen einen Coup ausmacht), hat sich in unserer DNS eingeprägt und manifestiert sich nun in unterschiedlichen Formen, angefangen bei einem guten Rätsel bis zu diversem Schabernack. [...]. Wissentlicher Coup: Eine Kreatur weiß, dass sich ihr jemand nähert und sie berührt."*[2]

Doch die Berührung eines Tieres ist mehr als wiedererweckter Jagdinstinkt. Sie ist etwas, das über diese noch in uns vorhandenen Eigenschaften hinausreicht. Es ist ein Erkennen des Lebens im Gegenüber. Dies erkennt Song an: *„Die Natur ist bekannt für ihre Schönheit und ihre Geheimnisse sowie als Ort des Trostes und der*

---

2   Tamarack Song: Werde eins mit der Natur (2019).

Inspiration. Aber können wir erkennen, dass wir selbst Natur sind? Wir stammen von der Natur und müssen zur Natur wieder zurückkehren, wenn wir sterben. Doch etwas hat sich zwischen diesen beiden Ereignissen zugetragen: Wir haben die Natur verlassen und sind oftmals einem Leben nachgejagt, das zu ihr im Gegensatz steht. [...]. Hier werden wir verstehen, dass das Verständnis dessen, was Tiere sagen, nichts mit Magie oder Hellsehen zu tun hat. Wir werden feststellen, dass ein Tier zu berühren genauso möglich – und vielleicht genauso fantastisch – ist, wie die Hand auszustrecken und unsere Geliebten zu berühren.[3] Erwähne ich heutzutage den Begriff Kommunikation mit Tieren, meine ich im Grunde nichts anderes als das von Song Beschriebene. Wir treten in Resonanz mit einem Lebewesen und erspüren den gegenseitigen Austausch von Gefühlen. Um dies wahrzunehmen, braucht es das Zurückkommen zum eigenen Selbst. Song beschreibt dies als Einswerden mit der Natur, was dem modernen Menschen häufig schwerfällt: *„Für die Menschen des Westens ist der Zugang zu den Geheimnissen der Natur mit dem Aufkommen der modernen Naturwissenschaft weitgehend verloren gegangen. Alles wird gemessen und untersucht, um auf seinen Nutzen überprüft zu werden. Die Idee von Schöpfung oder gar von einer alles durchdringenden Weltseele ist völlig in den Hintergrund getreten.*"[4]

Die Begegnungen mit Eichhörnchen und Meisen waren erste Versuche, den Geheimnissen der Natur nahezukommen. Auch in der weiteren Kindheit übte sie eine große Faszination auf mich aus. Tiere erhielten eine tiefere Bedeutung, und eine Sehnsucht nach dieser Verbindung war erwacht.

---

3   Ebd.
4   Ebd.

Was mir im Rückblick auf die ersten Begegnungen mit Tieren auffiel, war, dass ich als Kind bereits eine Ahnung von der Besonderheit gegenseitiger Berührung hatte. Zum einen tragen wir alle das Bedürfnis nach Verbindung und auch nach körperlichem Kontakt in uns, zumindest ist das bei einer so sozialen Kreatur wie dem Menschen ausgeprägt. Doch wird dies nur zufriedenstellend möglich, wenn beide Individuen davon profitieren. Dann entsteht eine Art Resonanzgefühl, was für uns so bereichernd und beglückend ist. Berührung kann auch mehr sein als körperlicher Kontakt. Dies beschreibt Song treffend: *„Darüber hinaus nehme ich davon Abstand, Tiere zu berühren, aus Respekt vor ihnen, da ich weder mein Ego aufblasen noch mir einen Sport aus meiner Beziehung zu ihnen machen möchte. Das Berühren würde mich in meinem rationalen Verstand zurückhalten, was meine Fähigkeit beeinträchtigen würde, in das einzutreten, was meine indigenen Ältesten die Stille nennen."*[5] So gesehen ist bewusster Kontakt immer etwas Freiwilliges, dem beide Partner zustimmen und der so lange dauert, wie es der Einzelne zulässt. Wir gehen eine intensive und intime Beziehung mit den Tieren ein, wenn wir sie anfassen. Wahre Berührung findet jedoch in der Stille statt, indem Resonanz und Mitgefühl entstehen.

---

5   Ebd.

Der Weg in die Wissenschaft

Das Ende der Schulzeit bahnte sich an, und eine Entscheidung für die berufliche Laufbahn sollte gefällt werden. So neigte sich ein Lebensabschnitt dem Ende zu, während kurz zuvor ein neues Lebensgefühl eingesetzt hatte. Das letzte Abiturjahr fernab der Schule prägte eine Zeit durchtanzter Salsa-Nächte und gemeinsamer Kochabende unserer deutsch-spanisch-mexikanischen Clique. Zudem hatte ich das Ballett für mich entdeckt. Tanz war ein Teil meines Lebens geworden und bis in die frühen Morgenstunden dem Pflichtprogramm der Schule vorrangig. Nebenher ging ich eher pragmatisch das Abitur an, um irgendwie den nötigen Notendurchschnitt zu schaffen, um dann endlich das gewünschte Tiermedizinstudium zu beginnen.

Nach bestandener Abiturprüfung jobbte ich eine Weile und machte ein Praktikum in einer Landtierarztpraxis. Die Rinder hatten es mir angetan. Doch leider, schnell zu verunsichern und schüchtern, wie ich war, warf mich das Praktikum zweifelnd aus der Wunschlaufbahn. Seit der Kastration unserer Katze, bei der ich unbedingt dabei sein wollte, war klar, dass ich Tierärztin sein wollte. Der Wissensdurst über Tiere war unstillbar. Doch dann begegnete ich resignierten Veterinären, die missmutig über ihren Job sprachen und Arbeitslosigkeit aufgrund der schlechten wirtschaftlichen Lage der Praxen, der Tierarztschwemme und des zunehmenden Anteils kleiner Stadtpraxen vorhersagten. Außerdem gehe die Landwirtschaft eh finanziell den Bach hinunter, kleinere Höfe würden nach und nach ihre Existenz verlieren. Zudem bekam ich mit, dass häufig dem Tier gar nicht geholfen werden konnte, weil da immer der Besitzer dazwischen stand. Und manchmal war dieser sogar der Verursacher des Leides. Derart verunsichert und nicht wirklich standhaft im Leben verankert, entschied ich mich zunächst für etwas *Vernünftiges*. Doch glücklicherweise hatte meine innere Stimme bisher immer das letzte Wort. Ich mag zwar den ein oder anderen Umweg gegangen sein, doch die Dissonanz in mir spürend und dann doch von der Sehnsucht geleitet, gelangte ich schließlich zu einem Doppelstudium der Human- und Tiermedizin. Sinn machte es keinen und bis zum Schluss war unklar, ob dieses Unterfangen überhaupt klappen würde. So unangenehm mir das ständige Fragen andere war, was ich denn damit machen wollte und ob das denn überhaupt ginge, so sehr spürte ich, dass diesen Weg zu gehen, die richtige Entscheidung war. Dem Herzen folgen, ohne zu wissen, was das Ziel ist und wie weit man kommt, im Nachhinein war es das Beste, was ich je machen konnte. Und Tierarzt werden zu können, dies war das beruflich schönste Geschenk meines Lebens. Auch wenn ich heute nicht auf die klassische Art als Tierarzt wirke, so folge ich meiner inneren Resonanz und übe mich darin, mit Herz und Verstand das umzusetzen, wonach ich mich sehne.

Über den Campus der Veterinärfakultät zu gehen, war, wie einen heiligen Ort zu beschreiten, so ehrfürchtig war ich und so wohl fühlte ich mich hier. Dazu der Stallduft hier und dort, immer mal wieder ein Pferdekopf, der aus einem Fenster schaute, oder eine Kuh, die über den Campus geführt wurde. Das war meine Welt. Hier wurde Wissen vermittelt, das nie stillzustehen schien, sich immer weiterentwickelte. Tiere und Wissenschaft erschienen mir wie eine untrennbare Verbindung. Es waren Momente, in denen ich ganz ich selbst war und einfach immer nur hier sein wollte.
Doch irgendwann fragte ich mich, welche Richtung ich denn einschlagen wollte und leider folgte ich da einer untergründigen Existenzangst und suchte nach etwas Sicherem und nach etwas, welches die beiden Studiengänge vereinte. Es sollte schon etwas Vernünftiges sein, etwas wirklich Wissenschaftliches. Hatte ich doch ein Leben lang und erst recht durch da Studium vermittelt bekommen, dass nur der logische Verstand wirklich brauchbar war. Heimlich folgte ich meinen Gefühlen und schwor mir in der so intensiv gelebten

Abiturzeit, in der ich mich in den körperlichen Tanz und die Musik verliebt hatte, dass Gefühle, Verbundenheit und Entscheidungen aus dem Herzen immer Vorrang haben sollten. Ich hatte mir damals sozusagen einen inneren Eid geschworen, dass wenn ich vor der Wahl stünde, immer die Entscheidung aus dem Herzen und nicht die rational vernünftige Vorrang hatte. Doch Ängste, besonders Existenzängste, können sehr stark sein So suchte ich nach einem Mittelweg, einer Lösung, die beides irgendwie abdecket, meine Sehnsucht und die Sicherheit. So landete ich schließlich bei den Infektionserregern.

Eines Tages saß ich in der humanmedizinischen Vorlesung eines Mikrobiologie-Professors. Er riss mich mit seiner Begeisterung über Bakterien und Viren in seinen Bann. Diese Fachrichtung, die sich mit den Kleinstlebewesen und ihrem Weg durch unseren Körper befasste, war voll von Geschichten. Es waren historische Erzählungen über Seuchenzüge und gefährliche Infektionserreger. Und doch war der Professor jemand, der nüchtern auf dem Boden geblieben schien. Er berichtete von seinen Reisen in Thailand, und außerdem faszinierten seine kritischen Äußerungen zum SARS-Coronavirus, dem im Jahre 2003 aktuellen Thema der Medien[6]. Er spielte die ganze Panikmache herunter, und dies beeindruckte mich. Aber seine Thesen waren nicht unumstritten und als Studenten brachten wir ihm einen gewissen Respekt entgegen. Mit ihm stritt oder diskutierte man nicht, er schien schnell emotional zu werden, und so waren seine Prüfungen gefürchtet. Als er eines Tages über sogenannte Zoonosen sprach, zwischen Mensch und Tier übertragbare Infektionen, durchfuhr es mich. Hiermit könnte ich beides verbinden. Und so setzte ich alles daran, auf diesem Gebiet Fachwissen anzuhäufen, besuchte bereits während des Studiums Fortbildungen zu Zoonosen und interviewte Experten. Hierdurch erhielt ich Einblick in die Welt der Forschung. War

---

[6] Vgl. https://www.rki.de/DE/Content/Infekt/Krankenhaushygiene/Erreger_ausgewaehlt/ SARS/SARS_pdf_02.pdf?__blob=publicationFile sowie https://de.wikipedia.org/wiki/ SARS-Pandemie_2002/2003

mir dies zunächst fremd und eigentlich nie in meinem Interesse, so schien es mir auf einmal eine spannende Welt der Möglichkeiten. Doch merkte ich von Anfang an, dass eine rein wissenschaftliche Kariere mir nur liegen würde, wenn sie einen tieferen Sinn hatte. Still und heimlich wollte ich etwas für Tiere tun oder für die Natur, denn ich fühlte mich verbunden. Ein gefühlloses, rein rationales Fach passte eigentlich nicht zu mir. Die Infektionsforschung hatte allerdings so gar nichts mit meinen Idealen und inneren Sehnsüchten zu tun. Doch es erschien als einzig sinnvolle Richtung mit meinen Doppelqualifikationen. So begann ich zu suchen, wo in dieser Forscherwelt mein Sinn liegen könnte, etwas, was mich bewegen würde.

Dies waren die Tiere, aber anders als erwartet, denn es waren die in den Versuchslaboren lebenden. Wann immer ich mit Forschung zu tun hatte, gab es irgendwo Tierversuche. Ich stand dem von Anfang an kritisch gegenüber. Es fühlte sich falsch an, andere Lebewesen für die eigenen Zwecke leiden zu lassen. Dennoch, ich war kein innerlich sicherer Mensch zu der Zeit, traute meinen eigenen Gefühlen und Stärken nicht immer. Was, wenn ich mich irrte, nur von romantischen Gefühlen geblendet war und es nicht anders ging, Tierversuche eben sein mussten. Ich entschloss, dass der einzige Weg, hier Klarheit zu bekommen, der Einblick in ebendiese Welt war. Und so bemühte ich mich, die Denkweise der Wissenschaft zu verstehen, was mir bis heute wirklich innere Anstrengung abverlangt, bin ich doch eher kreativer Natur. Eine Frage begleitete mich dabei: „Was ist die Wahrheit?" Heute denke ich, es gibt nur eine Wahrheit, für den Moment, doch im nächsten kann sie anders sein und meine Wahrheit muss nicht zwingend die deine sein.

Wonach strebt Wissenschaft?

„Ich glaube, dies ist so, weil das so ist." Abschätziger Blick: *„Frau Ruckert, glauben können Sie in der Kirche! Das hier ist Wissenschaft, da geht es um Empirie, um Beweise!"* Ich überlege kurz: *„Ah, ich habe mich falsch ausgedrückt. Erfahrungsgemäß ist dies so, weil das so ist."* *„Aha, da kommen wir der Sache doch schon näher."*

Was ist Wissenschaft und warum streben zumindest einige von uns danach? Ich denke, vielen geht es darum, herauszufinden, was wahr ist. Dies hilft, eine Orientierung zu bekommen, wie wir handeln oder uns entscheiden können. Herauszufinden, was die Ursache für eine Krankheit ist, ermöglicht es, zu erkennen, wie sie zu therapieren oder sogar zu heilen ist. Dabei kann Wissenschaft helfen. Müssten wir immer wieder von neuem erkennen, dass Rauchen Krebs verursachen kann, oder würden wir es gar nicht erst herausfinden, dann machten wir jedes Mal von Neuem den gleichen Fehler. Dass es Wissenschaftlern zum einen um Wahrheit geht, zum anderen darum, etwas für die Menschlichkeit zu tun, zeigen die Aussagen eines Tübinger Professors für Geologie, der ein Jahr nach Beginn der Coronapandemie aus der Akademie der Wissenschaften Leopoldina austritt mit den Worten: *„Als ein Wissenschaftler, der zu nichts als der reinen Wahrheit verpflichtet ist, erlaube ich mir jedoch, mich zu Wort zu melden. [...]. Sind die Akademien nicht die Hüter der reinen Wissenschaft und auch der Freiheit der Wissenschaften? [...]. Ich kann es mit meinem Gewissen nicht vereinbaren, ein Teil dieser Art von Wissenschaft zu sein. Ich möchte einer Wissenschaft dienen, die einer Fakten basierten Aufrichtigkeit, einer ausgewogenen Transparenz und einer umfassenden Menschlichkeit verpflichtet ist."*[7]

---

7   https://www.epochtimes.de/meinung/gastkommentar/tuebinger-professor-tritt-aus-akademie-der-wissenschaften-aus-a3417187.html?fbclid=IwAR07IJ7dTgur-19k32pQ2Co8hiTJjfrl4PAKUBzES8-gcQBh4FLHWA4P9Gw.

Ich ging ebenfalls den Weg der Wissenschaft und suchte immer wieder nach der Wahrheit. Schaue ich zurück auf meinen persönlichen Lebensweg, so waren frühere Erfahrungen wahrscheinlich ein Grund – neben meiner Faszination und Freude am Lernen –, dass mich die Naturwissenschaften derart anzogen. Endlich ließ sich behaupten, dies sei so, weil das so ist. Und man hatte genug Rückhalt hinter der eigenen Aussage, was mit einem gewissen Selbstbewusstsein und vermehrter Standfestigkeit einherging. Dies gab mir im Laufe der Jahre nicht nur Sicherheit, sondern auch gefühlte Stärke. Bis ich allerdings selbst an den Punkt gelangte, zu bemerken, dass ich in der Wissenschaft nicht all das fand, wonach ich suchte. Und bis ich merkte, dass diese Objektivität einen auch kühler und innerlich starrer werden lässt. Dabei wollte ich doch genau das nicht.

Objektivität und die Suche nach Wahrheit spielen eine große Rolle für die Forschung. Kommen wir so von der persönlichen Reise zur Betrachtung, was die Wissenschaft definiert? Ist es das objektive Beweisen von Fakten, das reproduzierbar ist und möglichst keiner subjektiven Beeinflussung unterliegt, sodass ein anderer nach demselben Protokoll arbeitend zu den gleichen Ergebnissen und Schlussfolgerungen kommt? Interessanterweise schreibt Rost 1997 in seinen Lern- und Arbeitstechniken für das Studium: *„Als angehende Akademikerinnen und Akademiker stellt sich die Frage, was Wissenschaft eigentlich ausmacht und was wissenschaftliche Arbeit von anderen Arbeitsformen unterscheidet. Und damit schaffen wir uns – durch Verallgemeinerung – schon ein Problem: Die Wissenschaft und den Wissenschaftler gibt es offenbar nicht (mehr). Über die letzten Gemeinsamkeiten, die die Einzeldisziplinen lange Zeit miteinander verbanden – wie ‚Objektivität‘, ‚Intersubjektivität‘, ‚Rationalität‘ und ‚Wahrheit‘ –, herrscht keine Einigkeit. Dennoch wird munter Forschung betrieben, herrschen Hektik und Aktivität allenthalben. Die Publikationsflut überrollt selbst die Spezialisten, sodass es* *zunehmend schwieriger wird, Forschungsergebnisse zur Kenntnis zu nehmen oder gar sorgfältig zu prüfen. Obwohl die Skepsis gegenüber den Wissenschaften zunimmt und diese kein ganzheitliches Weltbild vermitteln können, wäre es gesellschaftlich fatal, wichtige Erkenntnisse und Forschungsergebnisse zu ignorieren. Wissenschaft verursacht einerseits Verunsicherung, denn all unser Wissen ist ‚Vermutungswissen' (Karl R. Popper), von dem sich später herausstellen kann, dass es falsch oder fehlerhaft war. Nach allem, was wir erkennen können, kann Wissenschaft uns keine Gewissheit geben. Andererseits können wir unsere ‚Theorien' kritisch überprüfen, Fehler finden und aus Irrtümern (eigenen und fremden) lernen. Dass man auch forschen kann, ohne studiert zu haben, beweisen immer wieder Teilnehmer des Wettbewerbs ‚Jugend forscht'. Neugier und Ehrlichkeit scheinen jedoch unabdingbare Voraussetzungen im Forschungsprozess zu sein. [...]. Fazit: Wissenschaft kann nur ein Wissen erzeugen, das gehobene Ansprüche an Plausibilität und interne Konsistenz erfüllt.*[8]

Dies empfinde ich als eine ehrliche und demütige Sicht auf das Werk eines Wissenschaftlers. Man stellt sich in den Dienst der Forschung, ist bemüht, nach bestem Gewissen und Wissen zu ergründen und zu erschaffen, immer gewahr, dass eine Erkenntnis morgen widerlegt werden kann. Ein bisschen ist es wie das Finden einer Wahrheit, die irgendwann Geschichte wird, weil sie sich nur als Teilwahrheit herausstellt. Es scheint wie im Leben: Das Vergangene ist zum Lernen da und zum Weiterentwickeln. Die Zukunft dient der Richtung, in die wir uns bewegen wollen. Somit schafft Forschung im Hier und Jetzt und ist im ständigen Wandel, nicht anders als das Leben an sich. Rost stellt aber auch Herausforderungen dar. Es herrschen Zeitdruck und Informationsflut, keine anderen Leiden, als es den modernen Menschen betrifft. Doch eigentlich ist Wissenschaft im Kern kreativ.

---

8   Friedrich Rost: Lern- und Arbeitstechniken für das Studium (1997).

Man bezeichnet sie manchmal sogar als Kunst, und im Grunde ist sie es auch. Doch kann man unter Hetze im Hier und Jetzt leben und kreativ schaffen? Was bedingt diesen Leidensdruck? Rost hebt darüber hinaus die Skepsis gegenüber der Wissenschaft hervor, da mittlerweile deutlich wird, dass sie nur einen Teil eines ganzheitlichen Weltbildes abdeckt. Erkennen wir das heutzutage an?

Böhle geht noch weiter und erkennt, dass Forschung nicht ohne eine gewisse Subjektivität schaffen kann, zumindest wenn sie angewandt dienen möchte: *„Die Beurteilung von Wissenschaftlichkeit orientiert sich zumeist an Allgemeingültigkeit, Objektivität und der Eigenständigkeit wissenschaftlicher Forschung gegenüber der Praxis. Die anwendungsorientierte Forschung kann diese Kriterien aufgrund ihrer Zielsetzung und ihres Gegenstandsbereiches nur begrenzt erfüllen. [...]. Daraus folgt, dass substanzielle Kriterien der Wissenschaftlichkeit auch den Kontextbezug, die Subjektivität sowie die Einbindung von Wissenschaft in die Praxis einbeziehen müssen. Anwendungsorientierte Forschung bis hin zu Forschung in und mit der Praxis ist in dieser Sicht eine besondere Ausformung von Wissenschaft und erfüllt in besonderer Weise Kriterien der Wissenschaftlichkeit."*[9]

Wie bezieht sich die Deutsche Forschungsgemeinschaft, einer der bekannten Geldgeber für deutsche Forschungsinstitute, auf die Frage, was Wissenschaft bedeutet? Auf ihrer Internetpräsenz findet man eine Publikation über die Sicherung der „guten wissenschaftlichen Praxis", zu der sich jeder Forschende verpflichtet. Hier heißt es unter anderem: *„Allgemeine Prinzipien wissenschaftlicher Arbeit, zum Beispiel lege artis zu arbeiten, Resultate zu dokumentieren, alle Ergebnisse*

---

9   Fritz Böhle: Was ist Wissenschaft? Anregungen zu einer (Re-)Definition der Wissenschaftlichkeit anwendungsorientierter Bildungsforschung. In: Severing, Eckart; Weiss, Reinhold (Hrsg.): Qualitätsentwicklung in der Berufsbildungsforschung. Bonn 2013, S. 49–59.

konsequent selbst anzuzweifeln, strikte Ehrlichkeit im Hinblick auf die Beiträge von Partnern, Konkurrenten und Vorgängern zu wahren. [...]. Die Freiheit der Wissenschaft in Forschung, Lehre und Studium ist in Deutschland in der Verfassung garantiert. Freiheit der Wissenschaft gehört dabei untrennbar zusammen mit Verantwortung. Das gilt für jede Wissenschaftlerin und jeden Wissenschaftler ebenso wie für die Institutionen, in denen Wissenschaft verfasst ist. Jeder, der Wissenschaft zum Beruf hat, trägt Verantwortung dafür, die grundlegenden Werte und Normen wissenschaftlicher Arbeit zu pflegen, in seinem Handeln täglich zu verwirklichen und für sie einzustehen. "[10]

In dieser Schrift werden aber ebenfalls die Probleme im, wie es genannt wird, „Wissenschaftssystem" erörtert. Und dies zeigt, dass Wissenschaft nicht autark arbeitet, sondern abhängig von äußeren Gegebenheiten ist. Anhand eines Vergleichs des deutschen und amerikanischen Weges der Wissenschaft wird deutlich, wie abhängig Forschende über die Jahre wurden: *„Das nach der Gründung der National Science Foundation (1950) und der National Institutes of Health (1948) über Jahre stetig wachsende Engagement der amerikanischen Bundesregierung führte zu einem rapiden Wachstum des Forschungssystems im Ganzen und zur Herausbildung der Forschungsuniversitäten, in denen ein erheblicher Teil der Gesamtaktivität über Projektmittel der Forschungsförderinstitutionen finanziert wird.*"[11] Der amerikanische Weg wird geschildert, dem sich meiner Meinung nach mittlerweile der deutsche Weg annähert: *„Der Erfolg im Wettbewerb um diese Mittel entscheidet daher über Karrierechancen, Ausstattung und – kumulativ – über das Ansehen der Abteilung und der gesamten Universität. Wesentliches Kriterium für den Erfolg im Wettbewerb wurde die wissenschaftliche*

---

10   https://wissenschaftliche-integritaet.de/kodex/vorwort/.
11   Ebd.

Produktivität, gemessen an ihren der wissenschaftlichen Öffentlichkeit zur Verfügung gestellten Ergebnissen. Damit geriet die Veröffentlichung im Laufe der Zeit in eine Doppelrolle: Neben ihrer Funktion im wissenschaftlichen Diskurs und als Dokument neuen Wissens wurde sie Mittel zum Zweck, bald mehr gezählt als gelesen."[12]

Ich übertreibe vermutlich nicht, wenn ich behaupte, dass sich diese Zustände weiter zugespitzt haben. Was bedeutet das für die wissenschaftliche Freiheit? Können wir es trotzdem schaffen, sie im Kern frei und kreativ zu erhalten? Hierfür bräuchte es den inneren Willen der in diesem System wirkenden Menschen. Einen Freiraum hierfür wird finden, wer danach sucht, auch in eingefahrenen und abhängigen Systemen. Und dann stellt sich vielleicht die Erfüllung ein, falls man sie in der Wissenschaft suchte. Dies sehe ich als wirklichen Dienst im Sinne eines größeren Ganzen. Ich bin mir sicher und zuversichtlich, dass dieser Geist in vielen jungen Wissenschaftlern schlummert. Dass es dazu Mut, Eigeninitiative sowie Ideen braucht, sollte erst recht motivieren.

---

12   Ebd.

Tierversuche – der erste Kontakt

Endlich, die große Hürde des Physikums, der Zwischenprüfung im Humanmedizinstudium, war geschafft. Eine gewisse Erleichterung stellte sich ein. Schon pilgerten die ersten Kommilitonen zu den Instituten auf der Suche nach einer Doktorarbeit. Aber wozu brauchte man die überhaupt? Ein solch wissenschaftliches Projekt dient dem Einstieg in die Forschung. Es ist ein Nachweis, dass man sich schon mal mit einem Thema auf angemessene Weise auseinandergesetzt hat. Selbst wissenschaftlich tätig zu werden, hilft zudem, Studien besser zu verstehen. Ich wurde jedoch das Gefühl nicht los, dass der Großteil derer, die dort an die Forschungstüren klopften, nur einen Titel auf dem Praxisschild besitzen wollte. Aber wofür? Wer klinisch arbeitet, wird durch diesen Namenszusatz fachlich nicht besser. Die Patienten schauten auf sowas, sagten manche. Das erschien egoistisch. Zudem widerstrebte es mir, ohne zu hinterfragen mitzulaufen.

Doch mit der Zeit begann ich, mich ein wenig mit der Forschung zu beschäftigen. Tierversuche, die im ersten Semester zum Thema wurden, ließen mich nicht los. Schon in der sogenannten vorklinischen Zeit wurden wir an diese herangeführt. Im Biologiepraktikum sezierten wir in Zweiergruppen eine Ratte. Insgesamt 100 Tiere kamen so in dem halben Jahr zusammen. Wir präparierten die Lungen frei und bliesen mit einem Plastikstrohhalm Luft hinein, um zu sehen, wie sich die kleinen Lappen ausdehnten. Doch wofür sollte das wichtig sein? Ich fragte, wie man die Ratten getötet habe. Es hieß mit Kohlenstoffdioxid, das man in eine Box einströmen ließ, in der die Tiere saßen. Eine befreundete Biologin berichtete, dass sie hierbei einmal mitgeholfen hatte. Die Ratten seien dabei in die Höhe gesprungen, um die oberhalb des Gases befindliche sauerstoffhaltige

Luft zu erreichen. Dieses Tötungsverfahren ist ein weitverbreitetes, ob im Labor oder bei Schweinen im Schlachthof. Daneben gibt es weitere Methoden. Was ich persönlich empfinde, neben dem Aspekt des in diesem Falle völlig sinnlosen Tötens, ist, dass dies mit dem Gefühl des Erstickens einhergeht. Möchte man so sterben?

Gab es eine Möglichkeit, diesem Tag im Biologiepraktikum fernzubleiben und so ein Zeichen gegen Tierversuche zu setzen? Ja, das wäre möglich gewesen, und einige wenige taten dies. Ich entschied mich bewusst, zu bleiben, denn ich wollte eine eigene Meinung darüber entwickeln, was hier geschah. Und ich fand den Sinn in der Übung nicht. Man kann argumentieren, dass wir so behutsam an das Sezieren und chirurgische Arbeiten herangeführt wurden. Oder man lernt zum ersten Mal, die Funktion von Organen zu begreifen. Aber wenn man ehrlich fragt, ob man als Arzt ohne dieses Experiment ein Verständnis über die Medizin am Menschen erlangen kann, so stellt man ernüchternd fest, dass dieser Tierversuch nicht notwendig ist.

Es folgte das Physiologiepraktikum. Hier fanden Versuche an Fröschen statt. Wir träufelten Substanzen auf die Bein- oder Herzmuskeln der toten Tiere und beobachteten, wie sich die Strukturen je nach zugeführtem Stoff kontrahierten. Im Tiermedizinstudium gab es ein äquivalentes Praktikum. Doch nutzte man dort bereits Computersimulationen. Der einzige von mir als fraglich empfundene Versuch als Veterinärstudentin erfolgte an einem lebenden Rind, an dem wir lernten, das Wiederkäuen zu verstehen. Durch ein künstlich in die Bauchseite geschnittenes Loch (eine sogenannte Pansenfistel), das mit einem Plastikdeckel verschraubt war, gelangte man mit der Hand in das erste Hohlorgan. Von dort tastete man sich bis zur Speiseröhre vor. Deutlich ließen sich die Kontraktionen um den tief im Tier steckenden Arm wahrnehmen. Das Rind fraß scheinbar unbekümmert weiter. Auch ich schob meine Hand hinein. Doch ist das nicht respektlos einer anderen Kreatur gegenüber? Und wie kommt man überhaupt auf solch eine Idee? Mir scheint, Menschen sind manchmal eine invasive und Grenzen missachtende Spezies.

Mit dem Eintritt in die klinischen Semester erhielten wir Vorlesungen in praxisrelevanten Fächern. Dort begegneten einem wie selbstverständlich Tierversuche. In Nebensätzen fiel der Hinweis, dass dieses oder jenes sich am Versuchstier gezeigt habe. Man zeigte uns Studien, in denen an Tieren Eingriffe stattfanden. Organisationen, die sich für Alternativen zu Tierversuchen einsetzten, kannte ich nicht, obgleich sie existierten. Bald schon kam die Frage in mir hoch, ob es unverzichtbar war, derartiges Leid zu erzeugen? Oder war ich zu verweichlicht und die Welt halt so? Musste man Tierversuche hinnehmen, da sie unabdingbar waren? Fragen und Zweifel kamen auf. Und dann entschied ich, wenn ich jemals eine Dissertation anfertigen sollte, diese dem Wohle der Versuchstiere zukommen zu lassen. Oder ich wollte die Arbeit nutzen, um einen Einstieg in die Wissenschaft zu bekommen. Denn ich erhoffte, dass mir so die Türen zu den Forschungslaboren offen standen und ich selbst einmal Wege finden konnte, dieses Leid zu mindern. Und darum entschied ich mich nun doch, auf die Suche nach einer Doktorarbeit zu gehen, und klopfte ebenfalls an die Türen der Labore.

In der Tiermedizin durfte man erst nach Abschluss des Studiums eine Dissertation beginnen. Nicht so bei den Humanis. Ihre Arbeiten wären eine „Lightversion" im Vergleich zu anderen Naturwissenschaften. Da man annahm, dass die meisten dies eh nur für den Titel und nicht zum Eintritt in die Forschung taten, durfte man bereits studienbegleitend damit anfangen. Wer hingegen eine Forscherkarriere anvisierte, musste oft ein oder zwei Semester sein Studium pausieren, um Vollzeit zu forschen. Als offiziellen Grund meines Doppelstudiums nannte ich den Wunsch, einmal in die Zoonosenforschung zu gehen. Hier wollte ich Tier- und Humanmedizin inhaltlich verbinden. Meine Idee gefiel mir zunächst. Innerlich wusste ich aber, dass diese Sache mit den Zoonosen eigentlich nur ein Vorwand war. Aber wenn ich schon in die Forschung ging, konnte ich auch gleichzeitig etwas Gutes bewirken – und das sollte der Einsatz für Versuchstiere sein. Vielleicht war es mir so möglich, einen Tierversuch zu ersetzen. Also zog ich gezielt los auf der Suche nach einer experimentellen Laborarbeit, wenn möglich aus dem Bereich Infektionsmedizin. War aber eine andere Arbeit ausgeschrieben, so bewarb ich mich auch dort. Nicht selten bekam ich, nachdem der potenzielle Betreuer von meinem zusätzlichen Tiermedizinstudium erfuhr, sofort erfreut Tierversuche angeboten. Irgendwann hinterfragte ich selbst, ob es nicht vielleicht doch unabdingbar war, dass eine Krankheit nur mithilfe hiervon zu heilen war. Dann empfand ich es als feige, mich dieser Tatsache nicht zu stellen. Und so war ich bereit, mir Experimente an Tieren anzuschauen und sogar durchzuführen, wenn dies durch einen höheren Nutzen gerechtfertigt war.

So betrat ich 2005 das erste Forschungslabor, in dem Messungen von Blutgasen bei Schweinen durchgeführt wurden. Die Tiere bekam das Institut von einem Bauern, der sie aufgrund von Krankheiten oder nicht ausreichenden Wachstums (sogenannte Kümmerer) aussortiert hatte. So erhielt er wenigstens ein wenig Geld für die Tiere. An kranken Individuen zu forschen, trug vermutlich nicht zur Qualität des Versuchs bei. Ob derartige Zustände heute noch möglich sind? Zudem stellte sich heraus, dass mein potenzieller Betreuer, ein Anästhesist, keine

Ahnung von dieser Tierart hatte. Er operierte und fragte ständig, was denn diese oder jene Struktur sei. Völlig überrascht reagierte er auf die anatomischen Besonderheiten, die ich ihm erklären konnte.

In einem anderen Experiment verglich man den unter der Trächtigkeit stattfindenden Sauerstoffaustausch bei Schafen. Trotz des unterschiedlichen Aufbaus der Plazenten wollte man die Ergebnisse auf den Menschen übertragen. Einige Tiere erhielten dabei radioaktiv markierte Substanzen. Der Besitzer, ein Lehrer und Hobbytierhalter, der sich durch das Verleihen der Schafe an die Forschungsinstitute zusätzlich Geld verdiente, bekam diese wieder zurück. Über die Strahlung, die für ihn potenziell schädlich war, informierte man ihn nicht. Während meines späteren Praktikums auf dem Veterinäramt erfuhr ich, dass man aus diesem Grund die Experimente irgendwann untersagt hatte.

Fast hätte ich eine Dissertation an einem Institut begonnen, in dem man an Ratten die Erreger der Leishmaniose erforschte. Das Thema fand ich spannend, denn es handelte sich um eine bei Mensch und Tier vorkommende Infektionskrankheit. Der Versuchsaufbau erwies sich als strukturiert und zuverlässig betreut. Doch es stellte sich heraus, dass die Aufgabe, Tieren künstlich eine leidvolle Erkrankung zuzuführen und sie anschließend zu töten, in mir ein ethisches Dilemma auslöste. Wenn ich das Leid gegen den mutmaßlichen Nutzen abwog, so kam ich nicht mit dem Versuch überein.

So suchte ich weiter und bewarb mich in einer Abteilung, die Augenkrankheiten an Ratten erforschte. Ein Studienkollege arbeitete dort an seiner Dissertation und schien zufrieden. Es erwies sich zudem als attraktiv, da man innerhalb seiner Semesterferien alle Experimente zusammentragen konnte. Bei den mir mittlerweile zugetragenen Schauergeschichten von langen und doch abgebrochenen Arbeiten erschien diese vielversprechend. Die Betreuerin war nett und hilfsbereit. Sie ging behutsam mit den Ratten um. Jeden Handgriff brachte sie in Ruhe bei. Es machte sogar Spaß. Wir narkotisierten die Tiere, maßen Augeninnendrücke und entnahmen Blut. Der Umgang mit den freundlichen Nagern bereitete Freude. Es wurde viel gelacht. Ich erhoffte gar einen potenziellen Nutzen für spätere tierärztliche Handgriffe. Mitleid hatte ich dennoch. Die kleinen aus Plastikwannen bestehenden Behausungen empfand ich als nicht artgerecht. Wenngleich jede moderne Tierversuchshaltung diese Käfige nutzt und es rechtskonform ist – für ein so bewegungsfreudiges Tier kann dies keine angemessene Haltungsform sein.

Nach einigen Wochen Einarbeitung sollten die Versuche beginnen. Wir hätten durch Medikamentengabe die Ratten krankmachen müssen, sie dann getötet und anschließend histologisch untersucht. Ich redete mir ein, wie sinnvoll dieses Forschungsprojekt doch sei. Während meiner Literaturrecherche für die Dissertation merkte ich aber, dass es derartige Versuche aus dem Institut schon in großen Mengen gab. Die Publikationen unterschieden sich immer nur in kleinsten Änderungen des Versuchsaufbaus. Ein Streben danach, diese Ergebnisse vermehrt klinisch zu nutzen, konnte man nicht erkennen. Es schien eher so, als verändere man die Fragestellung minimal, um einen neuen Grund für weitere Forschung und somit eine Daseinsberechtigung seines Projekts zu haben. Neue Ideen flossen nicht ein. Dies kam mir wenig innovativ vor und entsprach nicht der Forschung, wie ich sie mir vorgestellt hatte. So kam ich wieder in den inneren Konflikt, ob die Versuche das Leid der Tiere rechtfertigten. Nach langer Auseinandersetzung mit dem Projekt und Tierversuchen an sich entschloss ich mich, nicht mit den Experimenten zu beginnen. Der letzte Anstoß zu dieser Entscheidung war, dass ich an nichts anderes als an die Ratten und die Versuche denken konnte. Sogar in meinen Träumen begleiteten sie mich, als stünde ich vor einer bewussten Entscheidung, von der vieles Weitere abhing. Also brach ich diese Doktorarbeit ab und übergab meine bisherigen Recherchen samt Unterlagen dem nächsten Studenten, der bereits an die Tür des Labors klopfte.

Von diesem Zeitpunkt an setzte ich mich noch kritischer mit Tierversuchen auseinander und recherchierte aktiv, ob sich diese nicht doch vermeiden ließen. Ich suchte in Büchern und auf Internetseiten nach Hinweisen für Alternativmethoden. Dies erwies sich als mühsam, da nicht viele Informationen zur Verfügung standen. Außerdem fehlte mir die richtige Recherchestrategie. Dann fand ich ein Bundesforschungsinstitut, das an Alternativen zum Tierversuch forschte. Ich nutzte ein Praktikum, um einen Einblick in diese Welt zu erhalten. Die Zeit war beflügelnd für mich, zeigte sie doch eine neue Perspektive. Ich bekam mit, wie man mit Mühe und Idealismus gesetzlich vorgeschriebene Experimente durch leidfreie Methoden ersetzte.

Während meiner weiteren beruflichen Laufbahn lernte ich durch verschiedene Praktika und Hospitationen unterschiedliche Versuchstiereinrichtungen von Unikliniken, privaten Instituten oder Bundesforschungsanstalten kennen. Immer wieder zeigten mir die Einblicke in die Versuchstierwelt, wie wichtig es war, dass Alternativmethoden mehr in den Vordergrund rückten. Gleichzeitig verdeutlichte sich das Dilemma, vor dem wir stehen. Es gilt, die Forschung an Krankheiten gegenüber dem erzeugten Tierleid abzuwägen. Selbst wenn es so sein wird, dass wir nie alle Versuche abschaffen können, so bin ich mir mittlerweile sicher, dass sich eine überwiegende Zahl von Experimenten an Tieren erfolgreich durch Alternativen ersetzen ließe. Wenn es verstärkt Fördergelder gäbe, könnte man noch mehr bewegen. Solange die Gelder für tierversuchsfreie Verfahren nur einen Bruchteil dessen betragen, was die Bundesregierung für Tierversuche ausgibt, besteht

Verbesserungsbedarf. Nur durch eine stärkere Förderung wird dies gelingen. Es ist möglich, wenn man will! Und es ist unabdingbar, wenn wir an unserem bisherigen Weg festhalten, wie wir Leid und Krankheit begegnen.

Geschichte der Tierversuche

Ich sehe die eigene Geschichte in Bezug zum heutigen Leben als wichtige Quelle zum Verständnis, warum die Dinge so gekommen sind, wie sie es sind. Übertrage ich dies auf andere Bereiche und betrachte die Wissenschaft, so empfinde ich es als wichtig, über den historischen Hintergrund von Tierversuchen zu informieren. Aus praktischen Gründen möchte ich hierfür das entsprechende Kapitel meiner Dissertation in gekürzter Form hinzuziehen.[13] Dass ich als Quellen nur Primärliteratur nutzte, verdanke ich dem Nachdruck meines Doktorvaters, wofür ich ihm sehr dankbar bin. Er hielt mich dazu an, nach der Ursprungsquelle einer Veröffentlichung zu suchen. Denn danach schrieb einer vom anderen ab, und am Ende erinnerten die Aussagen eher ein wenig an Stille Post. So las ich teilweise Originalschriften aus dem 17. Jahrhundert, was schon ein besonderes Gefühl erzeugte, da ich weiterhin die Essenz des Geschriebenen spürte. Die Autoren schienen beim Lesen regelrecht lebendig. So gibt es wohl einen Geist, der zeitlos ist. Interessant fand ich auch, dass sich zwar die Welt so rasant verändert, aber die Probleme und Diskussionen unter Menschen häufig gleich bleiben. Vielleicht mache ich irgendwann mal den Versuch, Zitate von damals und heute gegenüberzustellen und Leute erraten zu lassen, aus welchem Jahr sie stammen. Sind es zeitlose Probleme oder geschieht Veränderung innerhalb der Gesellschaft manchmal nur sehr langsam? Vielleicht kann man es mit den Worten des Försters Peter Wohlleben ausdrücken, der einmal sagte, das „Establishment" verändere sich langsamer als das Wachstum von Bäumen. Doch ich glaube, dass manche Themen Menschen immer beschäftigen werden, nur jeweils in einem neuen Kontext.

---

13   Carolin Ruckert: Geschichte der Veterinäranästhesiologie, Diss. med. vet. (2017).

Der Mensch ist seit jeher ein lernfreudiges Wesen. Erste dokumentierte Tierexperimente stammen aus dem 17. und 18. Jahrhundert. Sie geschahen zumeist aus reiner Neugierde. Sowohl Wissenschaftler als auch andere interessierte Personen schnitten andere Geschöpfe bei lebendigem Leibe und vollem Bewusstsein auf. Sie beobachteten die Funktion der Organe und verabreichten Substanzen in Gefäße und Körperöffnungen. Diese aus heutiger Sicht qualvollen Prozeduren erachtete die breite Öffentlichkeit als akzeptabel, denn man sprach den Tieren einerseits keine eigenen Rechte und Bedürfnisse zu, andererseits ging man davon aus, dass sie gefühllose Wesen seien. Warum sollte man sich da Gedanken um deren Wohl machen? Hinzu kam, dass die Narkose und Schmerzausschaltung noch in den Kinderschuhen steckten. Die Tiere zeigten bei den Prozeduren Abwehrbewegungen und schrien heftig. Dies nahm man aber zunächst nicht zum Anlass, ihnen ein Bewusstsein oder gar Schmerzempfinden zuzusprechen. Vielerorts glaubte man an die Lehren des französischen Erkenntnistheoretikers, Metaphysikers und Philosophen René Descartes (1596–1650). Dieser bezeichnete Tiere als seelenlose Maschinen ohne Empfindungsvermögen. Dem Menschen sprach er hingegen ein Bewusstsein zu. Nur selten meldete sich ein Wissenschaftler zu Wort und stellte diese Behauptungen in Frage. So führte der britische Forscher Robert Hooke um 1664 künstliche Beatmungen bei Hunden durch, indem er den Brustkorb eröffnete (ohne Schmerzausschaltung) und mit einem Blasebalg das Tier durch artifizielle Respiration am Leben erhielt. Er begründete seine Motivation zu den Versuchen damit, dass er Erfahrungen über die Natur der Atmung sammeln wolle, betonte aber gleichfalls, dass die Experimente eine Tortur für die Kreaturen darstellten, und nannte sie grausam. Die Sichtweise über das Empfindungsvermögen von Tieren änderte sich im Laufe der Zeit. Gegen Ende des 18. Jahrhunderts, mit dem Beginn der Romantik, wurde von verschiedenen Seiten auf die Leidensfähigkeit von Tieren aufmerksam gemacht. Mit der Zeit kam es zum Umdenken, sodass man Ende des 18. Jahrhunderts Tieren zum Teil Leidensfähigkeit und eine Persönlichkeit zusprach. Experimente, die zu wertvollen Erkenntnissen geführt hatten, standen nun zur Diskussion, insbesondere, wenn diese Vivisektionen (Operationen an unbetäubten Tieren) beinhalteten. Die Versuche fanden bekanntlich ohne Analgesie oder Anästhesie statt und jedermann konnte sie durchführen, denn es gab noch keine reglementierenden Gesetze. Anders als heutzutage fanden die Experimente nicht selten vor einem öffentlichen Publikum statt.

In der Industrialisierung änderte sich das Verhältnis zu Tieren. So wurde spekuliert, ob Menschen, die in die Großstädte zogen, weniger von landwirtschaftlich genutzten Tieren abhingen und sich daher sensitiver für die Bedürfnisse der Tiere zeigten. Die Kritik gegenüber den Versuchen hatte aber nicht nur einen ethischen Hintergrund. Es wurde auch diskutiert, ob Quälereien an anderen Lebewesen zu einer Verrohung des Menschen führten. Sie zu vermeiden, betrachtete man als förderlich für das soziale Miteinander. Neben dieser anthropozentrischen Sichtweise mehrten sich zunehmend kritische Stimmen in gebildeten Kreisen, die über Tierversuche diskutierten und die Mitgeschöpfe nicht mehr als gefühllose Wesen betrachteten und ihnen daher gewisse Bedürfnisse zusprachen.

Mit der Zeit wuchsen die Erkenntnisse über das Nervensystem von Tieren, was ihre Wahrnehmung von Empfindungen bestätigte. Trotzdem gab es Rechtfertigungen, die sich für die Anwendung von Tierexperimenten aussprachen. So verteidigte Albrecht von Haller 1756 ihren Nutzen aufgrund der Wichtigkeit für menschliche Zwecke. Er merkte aber an, dass, wenn der Versuchsaufbau es zuließ, bei

Lebewesen mit höher entwickelten Nervensystemen eine Analgesie mit Opium durchgeführt werden sollte.

Man kann behaupten, dass in der Zeit der Romantik das ethische Dilemma um die Tierversuche begann. Einerseits hatte man Erkenntnisse über die physiologischen Abläufe im Körper erlangt. Andererseits erkannte man, dass hierbei Leid entstand. Was war wichtiger, der Erkenntnisgewinn oder die Vermeidung von Leid? Wollte ein Verfechter von Tierversuchen an seinen Experimenten festhalten, empfand aber dennoch Mitgefühl mit dem leidenden Wesen, so gab es nur die Möglichkeit, die Experimente für das Tier so erträglich wie möglich zu gestalten. In der Regel mangelte es aber weiterhin an geeigneten schmerzstillenden und narkotischen Substanzen.

Viele Wissenschaftler stellten den Wissenserwerb klar über die Bedürfnisse der Tiere. Hieraus resultierten allerdings abwehrende Reaktionen von mitfühlenden Personen. 1776 veröffentlichte der britische Pfarrer Humphry Primatt (1735– ca. 1778) seine Schrift „A dissertation on the duty of mercy and sin of cruelty to brute animals". Hierin sprach er Tieren ein Schmerzempfinden zu und bezeichnete alle peinvollen Maßnahmen als Gewaltakt: *„Pain is pain, whether it be inflicted on man or on beast."* 1789 forderte der Jurist und Philosoph Jeremy Bentham (1748–1832) Rechte für Tiere, da er sie als fühlende Wesen betrachtete und nicht als seelenlose Maschinen. Er räumte ihnen die Fähigkeit ein, Glück zu empfinden. Über das vermeintliche Recht des Menschen, Tieren Qualen zuzufügen, äußerte er sich folgendermaßen: *„The question is not, Can they reason? nor, Can they talk? but, Can they suffer."* Der britische Schriftsteller und Farmer John Lawrence (1753–1839) betonte 1796, dass die Tierversuche zwar zu einem Fortschritt führten, dieser aber nicht ehrenhaft, sondern durch Betrug und Gewalt erworben sei: *„The experimental tortures* which are inflicted upon poor guiltless animals, are laid to be for the furtherance and improvement of science. Granted. Yet it is an advantage not honestly obtained, but by fraud and cruelty."

Die Reglementierung von Tierexperimenten durch Gesetze trug dazu bei, dass Tiere als empfindsame Lebewesen akzeptiert wurden und ihnen erstmals eine Schmerzausschaltung und Narkose bei bestimmten qualvollen Eingriffen zustanden. In Großbritannien wurde 1822 das erste Tierschutzgesetz erlassen. Der britische Politiker Richard Martin (1754–1834) hatte sich hierfür eingesetzt, weshalb man vom Martin's Act sprach.

Die Notwendigkeit einer Vermeidung von Schmerzen und Leiden bei Tieren forderten zwar immer mehr Wissenschaftler, darunter Mediziner, es mangelte aber weiterhin an geeigneten Analgetika und Hypnotika. Dies änderte sich im Laufe der nächsten Jahre durch die zunehmenden Erkenntnisse aus Experimenten mit Wirkstoffen. So führte man immer häufiger Experimente unter Narkose und Analgesie durch. Aber diese Notwendigkeit sahen nicht alle Wissenschaftler. Der Physiologe Claude Bernard gab seinen Versuchstieren lediglich ein Muskelrelaxans, das die Abwehrbewegungen verhinderte. Dann operierte er an den bei vollem Bewusstsein und schmerzempfindlichen Lebewesen. Er begründete dies damit, dass die gängigen Narkotika durch die Depression des Kreislaufs die Funktion der Organe beeinträchtigen würden, schließlich wollte er die Körperhöhlen eröffnen und zum Beispiel am kräftig schlagenden Herz manipulieren. Man stelle sich dies einmal vor, eine Operation, von der man alles mitbekommt, alles hört, sieht und fühlt, sich aber nicht äußern, geschweige denn wehren kann!

Rechtliche Reglementierungen, die das Wohlergehen der Tiere immer mehr in den Vordergrund rückten, führten in vielen Ländern in den darauffolgenden Jahren dazu, dass eine Schmerz- und Bewusstseinsausschaltung, wenn möglich, durchzuführen war.

Betrachtet man die Tierschutzgesetzgebung in Deutschland, so fällt auf, dass das rechtliche Verbot der Tierquälerei vor 1933 lediglich dem Schutz des menschlichen Empfindens diente. Es galt das Verbot, Tiere öffentlich oder in Ärgernis erregender Weise boshaft zu quälen oder roh zu misshandeln. Ethische Aspekte standen hierbei im Hintergrund. Der Tierschutz im deutschen Gesetz diente demnach einem anthropozentrischen Interesse. Dies spiegelte sich unter anderem in den Maßnahmen wider, die man bei schmerzhaften Eingriffen bei Experimenten vornahm. Um zu verhindern, dass Außenstehende die Schreie von Versuchstieren bemerkten, und Abwehrbewegungen entgegenzuwirken, bediente man sich vor 1933 verschiedener Verfahren. Das Muskelrelaxans Curare verabreichten die Experimentatoren, um Abwehrbewegungen zu vermeiden. Um Schreie zu verhindern, nähte man das Maul zu. Diesem Zweck diente auch das Verfahren des „Stummmachens", bei dem das Durchtrennen der Stimmbänder die Versuchstiere an Lautäußerungen hinderte. Die aufgeführten Methoden führten zu keiner Schmerzausschaltung, sodass die Tiere bei vollem Bewusstsein die Versuche über sich ergehen lassen mussten.

Vor 1933 gab es in Deutschland kein Gesetz, das eine Analgesie und Bewusstseinsausschaltung beim Tier während schmerzhafter Experimente vorschrieb. Dies änderte sich nach Machtübernahme der Nationalsozialisten. Mit dem Erlass des Reichstierschutzgesetzes vom 24. November 1933 galt das Verbot, Tiere unnötig zu quälen oder roh zu misshandeln. Quälen bedeutete hierbei das länger dauernde oder sich wiederholende Verursachen von Schmerzen oder Leiden. Im Tierschutzgesetz von 1933 fanden sich erstmals in Deutschland gesetzliche Reglementierungen, die die Narkose betrafen. Diese Gesetzgebung entsprach erstmals einem ethischen Tierschutz, der das Tier in den Mittelpunkt rückte. Es stammte aber nicht allein aus der Feder der Nationalsozialisten. Der Entwurf dieser Rechtsprechung lag bereits vor 1933 vor. Die Nationalsozialisten nutzten den

Tierschutz vor allem zu Propagandazwecken. Die von ihnen öffentlich demonstrierte Tierliebe und gleichzeitige Grausamkeit gegenüber Menschen standen dabei in starker Diskrepanz zueinander.

Rückblickend betrachtet entstanden Tierversuche oftmals aus reiner Neugierde. Als man entdeckte, dass sich hieraus neue Erkenntnisse ableiten ließen, wollte man hiervon nicht mehr ablassen. Ethische Diskussionen führten zumindest dazu, dass man versuchte, durch Analgesie und Narkose den Tieren unnötiges Leid zu ersparen.[14]

Heutzutage wird mancherorts behauptet, Tierversuche seien nötig, da man nur durch sie in der Vergangenheit zu wichtigen Erkenntnissen gekommen sei. Es kann aber niemand sagen, zu welchen Erkenntnissen man gekommen wäre, wenn man ohne Tierversuche geforscht hätte. Handlungen, die früher ethisch vertretbar waren, sind es heutzutage zum Teil nicht mehr. Und nur, weil man früher durch Tierexperimente zu Wissen kam, lässt sich die Situation nicht auf die heutige Zeit übertragen. Ethisch in keiner Weise zu akzeptierende Versuche an Menschen, wie sie in der Zeit der Nationalsozialisten in Deutschland durchgeführt wurden, sind heute indiskutabel. Auch hier kam es zu Erkenntnissen für die Medizin. Das Wissen ist nun da, trotzdem verachten wir die damaligen Versuche an Menschen. 2018 kam allerdings die Meldung über die ersten genverändert geborenen Zwillinge aus China. Dieses Ereignis führte zu einem Protestschrei der Wissenschaft. Damals fragte ich mich, ob sich eine Diskussion darüber entfachen würde, wie wichtig der potenzielle Erkenntnisgewinn gegenüber dem möglicherweise erzeugten Leid

---

14   Quellen dieses Kapitels siehe Carolin Ruckert: Geschichte der Veterinäranästhesiologie, Diss. med. vet. (2017).

sein wird. Tatsächlich wurde der verantwortliche Forscher ein Jahr nach der Veröffentlichung in Haft genommen.[15]

Wir müssen aufpassen und aus der Geschichte lernen, damit wir die Achtung und Würde vor Mitgeschöpfen und Menschen nicht verlieren. Äußerungen wie von Primatt, Bentham oder Lawrence lassen sich leider auch auf unsere Zeit übertragen. Arbeiten wir daran, dass dies irgendwann nicht mehr der Fall sein wird!

---

15   https://www.br.de/nachrichten/wissen/genveraenderte-babys-drei-jahre-haft-fuer-chinesischen-forscher,Rm7yRRM.

Über die umstrittene Unabdingbarkeit von Tierversuchen

„Solange es keine Alternativen gibt, müssen wir akzeptieren, dass Tierversuche nun mal unverzichtbar sind!"

Ich weiß nicht, wie oft ich diesen Satz schon gehört habe. Es scheint eine unumstößliche Tatsache zu sein, die anzuzweifeln an der Glaubwürdigkeit des eigenen Verstandes zu rütteln scheint. Ist dies wirklich so? Oder spricht einfach einer dem anderen nach, und wenn die Masse es verkündet, wie soll man da etwas ändern können? Es liegt an unserem Weltbild, unserem Umgang mit Krankheit und Tod sowie unserem Verhältnis zur Wissenschaft, wenn wir nur so denken können. In einem demokratischen System wie dem unseren entscheidet die Mehrheit, oder manchmal auch die Lobby, nach welchen Regeln gespielt wird und welche Entscheidungen gefördert werden. Ein Einzelner kann aber mit seinen Erkenntnissen viele Menschen begeistern, und auf einmal wandelt sich doch etwas. Und manchmal passen sich dann sogar diejenigen dem Trend an, von denen man es vorher nicht erwartet hätte.

Ich wollte wissen, ob und in welchem Umfang man Tierversuche ersetzen kann. So bewarb ich mich während des Studiums um ein einmonatiges Praktikum in einem Institut, das für die Zulassung und Prüfung von Impfstoffen zuständig war. In dieser Abteilung gab es eine Forschergruppe, die Alternativen zu Tierversuchen entwickelte. Gesetzlich war es vorgeschrieben, dass jede auf den Markt kommende Impfstoffcharge im Tierversuch getestet wurde. Hiervon abzusehen, erforderte eine umfangreiche Erforschung von sogenannten In-vitro-Methoden, die Vergleichstests unterzogen wurden, bevor sie den Tierversuch ersetzen durften. Ein in der Zeit relativ neu angestellter Biologe sagte zu mir, dass, um einen solchen gesetzlich vorgeschriebenen Versuch zu ersetzen, unsäglich viele Tiere zuerst ihr Leben lassen müssten, bedingt durch die vergleichenden Untersuchungen. Dieser Wissenschaftler zeigte mir seine bisherigen Forschungsposter. Sein Interessengebiet war es, kleine Bakterien zu verändern, um sie als Transportmittel für Pharmaka zu nutzen, um diese dann gezielt in ein Organ zu schleusen. Dies war die Idee, für die er bisher Mäuse mit veränderten, farblich markierten Bakterienstämmen infiziert hatte. Als ich ihn fragte, wie denn dieser Versuch Tierversuche ersetzen oder zumindest reduzieren oder „refinen" (weniger Leid erzeugen) würde, äußerte er mir gegenüber, dass Tierversuche nun mal unverzichtbar seien. Aber der Topf der Geldgeber für tierversuchsfreie Forschung sei noch nicht so ausgeschöpft und man käme schneller an Forschungsgelder, wenn man entsprechend argumentiere, dass man Tierversuche verringern oder ersetzen wolle. Ich glaube allerdings, dass er mit seiner Meinung in diesem Institut eher alleine dastand, und ob seine Kollegen diese Meinung teilten, wage ich, anzuzweifeln. Ob er überhaupt Recht mit dem hatte, was er behauptete, sei dahingestellt. Denn der Topf an Fördermitteln für die Entwicklung von tierversuchsfreien Verfahren ist nur ein minimaler Anteil dessen, was an Forschungsgeldern für Tierexperimente ausgegeben wird.

Auf der anderen Seite habe ich Wissenschaftler kennengelernt, die sich aktiv für Ersatzmethoden engagierten und es tatsächlich schafften, einen vorgeschriebenen Versuch aus dem Gesetz zu streichen. Über die folgenden Jahrzehnte gerechnet rettet dies unzähligen Tieren das Leben, und nebenbei ist es beispielsweise für die Impfstoffprüfung auch finanziell günstiger. Dies unterstrichen Mitarbeiter des Paul-Ehrlich-Instituts, des Bundesinstituts für Impfstoffe und biomedizinische Arzneimittel, als sie 2014 argumentierten: *„Viele der im Arzneibuch vorgeschriebenen Tierversuche sind historisch gewachsen und entsprechen nicht mehr dem aktuellen wissenschaftlichen Stand, da sie nie nach modernen Kriterien validiert wurden. So basieren die vorgeschriebenen*

Tierzahlen und verwendeten Tierarten häufig auf historischen Erfahrungen statt auf wissenschaftlichen Analysen. Ein Beispiel hierfür ist der Test auf anomale Toxizität. Diese Unbedenklichkeitsprüfung war für alle Impfstoffe und viele andere biomedizinische Produkte vorgeschrieben. Jahrzehntelang haben sowohl Hersteller als auch Kontrollbehörden die ‚Unschädlichkeit' jeder Charge mit diesem Test nachgewiesen: Jeweils 2 Meerschweinchen und 5 Mäusen wurde das zu testende Produkt injiziert. Wenn die Tiere 7 Tage symptomfrei überlebten, galt der Test als bestanden. Diese Prüfung geht auf Unschädlichkeitstests zurück, die vor über 100 Jahren für Diphtherie- bzw. Tetanussera entwickelt worden waren."[16]

Ich war einmal bei einem solchen gesetzlich vorgeschriebenen Versuch in einem entsprechenden Institut dabei. Eine medizinisch-technische Assistentin sowie ein Wissenschaftler fragten, ob ich diesen Bereich einmal sehen wolle. Also ging ich mit. In einem kleinen Raum befanden sich dicht an dicht die kleinen Mäusekäfige, die den gesetzlichen Vorschriften an die Haltung von Tieren entsprachen. Nichtsdestotrotz ist es sehr bedrückend, diese auf kleinstem Raum gehaltenen Mitgeschöpfe zu betrachten. Wir holten die Mäuse aus den Käfigen und die Mitarbeiterin sagte, dass sie diese nun mit einem Stift im Nacken haltend töten würde. Mit dem Schreibutensil hielt sie den Mäusekopf in Position, mit der anderen Hand zog sie mit einem kraftvollen, schnellen Ruck am Schwanz. So durchtrennte sie das Rückenmark und die hierdurch verlaufenden Nervenstränge, wodurch die Maus sofort starb. Ich gebe zu, dass ich nicht hinsah. Die Mitarbeiterin selbst sagte, dass sie dies überhaupt nicht gerne tue. Es sei vorgeschrieben, aber sie hasse es. In ihren Anfangsjahren im

---

16   https://www.pei.de/SharedDocs/Downloads/wiss-publikationenvolltext/bundesgesun dheitsblatt/2014/2014-reduktion-tierversuche-exp-arzneimittelpruefung.pdf?__blob=publicationF ile&v=2.

Institut habe sie regelrecht Krämpfe in der Mundmuskulatur und Zahnschmerzen gehabt, weil sie jedes Mal, wenn sie am Schwanz zog, so die Zähne zusammenbiss. Sie sei froh, dass man Stück für Stück, wenn auch mühevoll und zeitaufwendig, die Tierversuche ersetze.

Darüber hinaus führte man mich durch die Tierversuchshaltung des Instituts. So sah ich Schweine und Primaten, die entsprechenden Experimenten dienten. Einblicke in die Unterbringung der zusätzlich gehaltenen Frettchen und Hunde erhielt ich aus hygienischen Gründen nicht. Bezüglich der Primaten berichtete mir der leitende Tierarzt, dass diese zumeist aus Zoohaltungen stammten, in denen sich die Tiere nicht mehr mit anderen verstanden hätten oder für die keine Käfigflächen mehr zur Verfügung standen. Er räumte ein, dass diese nur mit einem Fenster versehenen Räume, die nicht größer waren als ein Kinderzimmer, für die Tiere beengend waren. Doch könne man sie eh nicht weitervermitteln. Dann berichtete er, dass die Tests, die sie durchführten, lediglich Blutentnahmen waren, um zu überprüfen, ob nach der Gabe gewisser Stoffe Antikörper gebildet werden. Für die Blutentnahme musste eine Narkose erfolgen, da die Primaten nicht kooperierten. Der Veterinär erzählte, dass die Betäubung mittels eines durch ein Mundblasrohr abgeschossenen Pfeiles stattfand, so, wie es Zootierärzte durchführen. Man musste aber schnell sein und treffen, denn sonst würden die Tiere sich den Pfeil schnappen und blitzschnell auf den Menschen zurückwerfen. Ich stellte mir dies bildlich vor und musste trotz aller Bedrücktheit schmunzeln. Was mich in dieser Versuchstierhaltung erfreute, war die Haltung der zwei Schweine, die auf Stroh gebettet Auslauf und sogar Tageslicht genossen – im Gegensatz zu manchen zur Fleischgewinnung gehaltenen Artgenossen.

In welchen Bereichen werden Tierversuche eigentlich durchgeführt? Ich blicke hierfür einmal in die rechtlichen Unterlagen. Das Tierschutzgesetz definiert dies folgendermaßen:

„§ 7a (1) Tierversuche dürfen nur durchgeführt werden, soweit sie zu einem der folgenden Zwecke unerlässlich sind:

1. Grundlagenforschung,

2. sonstige Forschung mit einem der folgenden Ziele:

a) Vorbeugung, Erkennung oder Behandlung von Krankheiten, Leiden, Körperschäden oder körperlichen Beschwerden bei Menschen oder Tieren,

b) Erkennung oder Beeinflussung physiologischer Zustände oder Funktionen bei Menschen oder Tieren,

c) Förderung des Wohlergehens von Tieren oder Verbesserung der Haltungsbedingungen von landwirtschaftlichen Nutztieren,

3. Schutz der Umwelt im Interesse der Gesundheit oder des Wohlbefindens von Menschen oder Tieren,

4. Entwicklung und Herstellung sowie Prüfung der Qualität, Wirksamkeit oder Unbedenklichkeit von Arzneimitteln, Lebensmitteln, Futtermitteln oder anderen Stoffen oder Produkten mit einem der in Nummer 2 Buchstabe a bis c oder Nummer 3 genannten Ziele,

5. Prüfung von Stoffen oder Produkten auf ihre Wirksamkeit gegen tierische Schädlinge,

6. Forschung im Hinblick auf die Erhaltung der Arten,

7. Aus-, Fort- oder Weiterbildung,

8. gerichtsmedizinische Untersuchungen.

Tierversuche zur Aus-, Fort- oder Weiterbildung nach Satz 1 Nummer 7 dürfen nur durchgeführt werden

1. an einer Hochschule, einer anderen wissenschaftlichen Einrichtung oder einem Krankenhaus oder

2. im Rahmen einer Aus-, Fort- oder Weiterbildung für Heil- oder Heilhilfsberufe oder naturwissenschaftliche Hilfsberufe.

(2) Bei der Entscheidung, ob ein Tierversuch unerlässlich ist, sowie bei der Durchführung von Tierversuchen sind folgende Grundsätze zu beachten:

1. Der jeweilige Stand der wissenschaftlichen Erkenntnisse ist zugrunde zu legen.

2. Es ist zu prüfen, ob der verfolgte Zweck nicht durch andere Methoden oder Verfahren erreicht werden kann.

3. Versuche an Wirbeltieren oder Kopffüßern dürfen nur durchgeführt werden, wenn die zu erwartenden Schmerzen, Leiden oder Schäden der Tiere im Hinblick auf den Versuchszweck ethisch vertretbar sind.

4. Schmerzen, Leiden oder Schäden dürfen den Tieren nur in dem Maße zugefügt werden, als es für den verfolgten Zweck unerlässlich ist; insbesondere dürfen sie nicht aus Gründen der Arbeits-, Zeit- oder Kostenersparnis zugefügt werden.

5. Versuche an Tieren, deren artspezifische Fähigkeit, unter den Versuchseinwirkungen zu leiden, stärker entwickelt ist, dürfen nur durchgeführt werden, soweit Tiere, deren derartige Fähigkeit weniger stark entwickelt ist, für den verfolgten Zweck nicht ausreichen.

(3) Tierversuche zur Entwicklung oder Erprobung von Waffen, Munition und dazugehörigem Gerät sind verboten.

(4) Tierversuche zur Entwicklung von Tabakerzeugnissen, Waschmitteln und Kosmetika sind grundsätzlich verboten. Das Bundesministerium wird ermächtigt, durch Rechtsverordnung mit Zustimmung des Bundesrates Ausnahmen zu bestimmen, soweit es erforderlich ist, um

1. konkrete Gesundheitsgefährdungen abzuwehren, und die notwendigen neuen Erkenntnisse nicht auf andere Weise erlangt werden können, oder

2. Rechtsakte der Europäischen Gemeinschaft oder der Europäischen Union durchzuführen. "[17]

Dass Tierversuche immer mit Leid verbunden sind, ist bereits in ihrer Definition im fünften Abschnitt des § 7 (2) inbegriffen:

„Tierversuche im Sinne dieses Gesetzes sind Eingriffe oder Behandlungen zu Versuchszwecken
1. an Tieren, wenn sie mit Schmerzen, Leiden oder Schäden für diese Tiere verbunden sein können,
2. an Tieren, die dazu führen können, dass Tiere geboren werden oder schlüpfen, die Schmerzen, Leiden oder Schäden erleiden, oder
3. am Erbgut von Tieren, wenn sie mit Schmerzen, Leiden oder Schäden für die erbgutveränderten Tiere oder deren Trägertiere verbunden sein können.

---

17   Tierschutzgesetz in der Fassung der Bekanntmachung vom 18. Mai 2006 (BGBl. I S. 1206, 1313), das zuletzt durch Artikel 280 der Verordnung vom 19. Juni 2020 (BGBl. I S. 1328) geändert worden ist.

Als Tierversuche gelten auch solche Eingriffe oder Behandlungen, die nicht Versuchszwecken dienen, und

1. die zur Herstellung, Gewinnung, Aufbewahrung oder Vermehrung von Stoffen, Produkten oder Organismen vorgenommen werden,

2. durch die Organe oder Gewebe ganz oder teilweise entnommen werden, um zu wissenschaftlichen Zwecken

a) die Organe oder Gewebe zu transplantieren,

b) Kulturen anzulegen oder

c) isolierte Organe, Gewebe oder Zellen zu untersuchen,

oder

3. die zu Aus-, Fort- oder Weiterbildungszwecken vorgenommen werden,

soweit eine der in Satz 1 Nummer 1 bis 3 genannten Voraussetzungen vorliegt. Nicht als Tierversuch gilt das Töten eines Tieres, soweit dies ausschließlich erfolgt, um dessen Organe oder Gewebe zu wissenschaftlichen Zwecken zu verwenden [...]."[18]

Tierversuche finden demnach in verschiedenen Bereichen statt. Angefangen bei der Arzneimittelherstellung über die Forschung an den Universitäten bis hin zu gesetzlich vorgeschriebenen Experimenten in der Pharma- oder Chemieindustrie. Die Anzahl der Tiere, die in unterschiedlichen Feldern in Versuchen zum Einsatz kommen, veröffentlicht in Deutschland das Bundesministerium für Ernährung und Landwirtschaft (BMEL). Diese Tierversuchszahlen kann jeder im Internet einsehen. Ich recherchierte dies vor einigen Jahren. So waren es 2016 1.400.971 Mäuse, 244.339 Ratten und 98.331 Kaninchen, die am häufigsten vertreten waren. Weiterhin nutzte man nach der Definition in § 7 Absatz 2 des Tierschutzgesetzes 3.977 Hunde und 766 Katzen. Sie wurden vorwiegend für die

---

18   Tierschutzgesetz in der Fassung der Bekanntmachung vom 18. Mai 2006 (BGBl. I S. 1206, 1313), das zuletzt durch Artikel 280 der Verordnung vom 19. Juni 2020 (BGBl. I S. 1328) geändert worden ist.

Erforschung von Tierkrankheiten sowie für Toxizitäts- und Unbedenklichkeitsprüfungen in der Arzneimittelindustrie genutzt. Weitere Säugetiere, Vögel und Fische fanden im Tierversuch Verwendung. Die Anzahl der Affen und Halbaffen belief sich im selben Jahr auf 2.462 Individuen. Nahezu die Hälfte der oben genannten Versuchstiere wurde genetisch verändert. Viele Menschen denken, dass Tierversuche aufgrund der gesetzlichen Bestimmungen unabdingbar sind. Zum einen sind diese rechtlichen Grundlagen historischen Wurzeln entsprungen und zum Teil nicht mehr zeitgemäß, aber so leicht ist es nicht möglich, ein Gesetz umzuwerfen und alte Strukturen zu modernisieren. Zum anderen ist es gar nicht so, dass diese vorgeschriebenen Versuche den Hauptteil der Experimente ausmachen. Mit 53 % ist die Grundlagenforschung die häufigste Gruppe, die Tierversuche durchführt! Dahinter folgen mit 26 % erst der regulatorische Zweck (der gesetzlich vorgeschrieben ist) und die Routineproduktion. Lediglich 14 % entfallen auf die translationale und angewandte Forschung und nur 2,3 % der Versuche finden in der Hochschulausbildung oder zur Erhaltung und Verbesserung beruflicher Fähigkeiten statt.[19]

Und dies bringt mich zu dem größten Verursacher von vermeidbarem Leid, der Grundlagenforschung! Diese Tierversuche sind weder gesetzlich vorgeschrieben noch irgendwie verpflichtend. Sie entspringen lediglich dem Geiste und der Motivation eines einzelnen Wissenschaftlers beziehungsweise der jeweiligen Forschergruppe. Sie seien notwendig und unabdingbar, wird behauptet. Dass dies immer so ist, zweifle ich an. Wir öffnen nur immer wieder die Büchse des Leides. Wenn dann doch irgendwann einmal, manchmal durch Zufall, eine Erkenntnis hieraus erwächst, wird argumentiert, die Tierversuche seien gerechtfertigt gewesen. Aber weiß man, was man vielleicht herausgefunden hätte, wenn man nicht diesen Weg

---

19   Die jährlichen Versuchstierzahlen veröffentlicht das BMEL, siehe https://www.bmel.de/DE/themen/tiere/tierschutz/versuchstierzahlen2018.html.

gegangen wäre? Was könnte man erschaffen, wenn andere Motive einen leiten würden und man sich ethisch dazu verpflichtet, kein unnötiges Leid zu erzeugen? Derzeit wird diskutiert *„Was ist nötig? Was ist unnötig?"* Wenn du einem Geschöpf in die Augen schaust und es töten willst, kannst du das wahrhaftig mit deinem Gewissen vereinbaren? Als Gegenargument wird oft aufgeführt, wie man denn handeln würde, wenn es um das eigene Überleben ginge. Doch ist dies wirklich immer der Fall, vor allem in der Grundlagenforschung? In manchen Fällen mag es so sein, in anderen sicherlich nicht, wenn man ehrlich hinterfragen würde. Hieraus lassen sich schier endlose Diskussionen entfachen, die verdeutlichen, wie emotionsgeladen oder aber kühl die an Tieren Forschenden sich rechtfertigen. Finden solche verkopften Diskussionen jedoch in Kongruenz mit dem Herzen statt?

Ich habe selten einen Tierversuche durchführenden Forscher kennengelernt, der demütig sagte: *„Ich finde keinen Ausweg. Ich muss diesen Versuch nun machen, aber das Tier tut mir leid. Aber ich werde alles in meiner Macht Stehende tun, damit ich einen Ausweg aus dieser Misere finde!"* Diese Wissenschaftler, von denen es tatsächlich einige wenige gibt und die die tierversuchsfreie Forschung zum Teil immens vorantreiben, sie sind es, die dies auch am besten können. Denn ein Wissenschaftler, der zuvor an Tieren experimentierte, sollte wissen, warum er dies tat und welches die Herausforderungen sind, den Versuch zu ersetzen. Veränderung findet immer nur in einem selbst statt. Wir Menschen können einander helfen, aber verändern können wir uns nur selbst. Jeglicher Versuch, andere zu verändern, ist zum Scheitern verurteilt, denn es kommt Ratschlägen gleich und es wird Verantwortung umverteilt. Und so empfinde ich es nur als verwerflich, wenn in Tierversuchskommissionen, ich saß selbst in solchen, Wissenschaftler behaupten: *„Wir würden liebend gerne diesen Tierversuch ersetzen. Aber es gibt keine Alternative. Finden Sie für uns eine und wir ersetzen den Versuch. Solange uns niemand* *einen Ersatz anbietet, können wir leider nicht anders und müssen so weitermachen."* Welch Ignoranz, Arroganz und purer Egoismus hierdurch sprechen! Es entsteht eine Art Ohnmachtsgefühl, denn wie soll man jemanden verändern, der sich nicht verändern will? Und so werden Tag für Tag in der Grundlagenforschung Tiere gequält, einen potenziellen Nutzen erhoffend.

Als ich in meiner Zeit, als ich Teil einer Versuchstierkommission wurde, mitbekam, wie manche Forscher ihren Versuch begründeten, wurde ich mit der Zeit resigniert. Wissenschaftler müssen in ihrem Versuchsantrag begründen, ob es Ersatzmethoden zum Tierversuch gibt und warum sie unbedingt ein Experiment am Tier durchführen wollen, warum sie keinen anderen Weg sehen. Als hätten einige die Tasten „copy" und „paste" verinnerlicht, las ich immer und immer wieder dieselben Begründungen. Viele schrieben, ihre Recherche habe einfach keine Ersatzmethode gefunden. Belegen musste dies keiner, behaupten konnte es jeder. Wenn ich dann bei der Prüfung der Anträge selbst recherchierte und Alternativmethoden oder Ansätze, die man hätte weiterverfolgen können, mitbrachte, reagierten manche genervt. Ich könne doch den Forschern vertrauen, dass sie die Recherche gut durchführten, und überhaupt würde ich den ganzen Zulassungsprozess aufhalten. So würde wertvolle Zeit zum Forschen verzögert werden. Manchmal wurde auch einfach geschrieben: *„Dieser Tierversuch ist unverzichtbar, siehe Homepage tierversuche-verstehen.de."* Hier wurde sich nicht einmal die Mühe gemacht, überhaupt zu recherchieren.

Über Tierversuche aufklärenden Internetseiten, die von der Forschung initiiert sind, begegne ich mit gemischten Gefühlen. Vermeintlich wollen solche Seiten über Tierversuche aufklären und aufzeigen, dass Wissenschaftler bemüht sind, diese zu ersetzen. Dann begegnet man allerdings immer wieder den schon fast historisch-anekdotischen Argumenten, was man alles den Tierversuchen zu verdanken habe. Dies rechtfertigt aber doch nicht, so weiterzumachen wie bisher. Wie bereits im geschichtlichen Kapitel erwähnt, wurden in der Vergangenheit zum Teil heute weiterhin genutzte Erkenntnisse gewonnen. Ich erinnere mich außerdem an meine Schulzeit zurück. Im Fach Psychologie zeigte man uns, als es um das Lernverhalten ging, den Versuch mit dem kleinen Albert. Dieser Junge wurde derart erschreckt, dass er irgendwann eine panische Phobie vor seinem Kuscheltier entwickelte. Die Lerntheorien nutzt man noch heute in der Psychologie. Rechtfertigen sie weitere Versuche an Kindern? Wohl kaum. Also warum argumentiert man derart, wenn es um Tierversuche geht? Warum beschreitet man nicht neue Wege, anstatt das Anhaften an alten immer wieder zu rechtfertigen oder sogar zu glorifizieren? Ich frage mich außerdem, mit welchen Geldern diese Hochglanzseiten unterstützt werden.

Eine hervorragende Seite, die den meiner Meinung nach ethisch zu begrüßenden Weg geht, ist die Stiftung SET (Stiftung zur Förderung der Erforschung von Ersatz- und Ergänzungsmethoden zur Einschränkung von Tierversuchen).[20] Diese wird durch Bund und Industrie gefördert. Warum hat diese Seite nicht eine größere Bekanntheit? Habe ich sie während der Kommissionssitzungen erwähnt, so zeigten sich unwissende Blicke. Warum ist dies so?

Im November 2020 wurde für 3 Millionen Euro vom Bund eine Plattform für Tierversuchsersatzmethoden gefördert.[21] Sollte sie

---

20   http://www.stiftung-set.de/index.php.
21   https://www.susanne-mittag.info/2020/11/26/bund-foerdert-nationale-platt form-fuer-

etabliert sein, so hoffe ich, dass diese Seite in Forschungsinstituten mehr beworben wird. Vielleicht wird sich dann mehr bewegen. Manchmal, zumindest bei mir war es in meiner Studentenzeit so, weiß man zu Beginn seiner wissenschaftlichen Tätigkeit gar nicht, welche Möglichkeiten es überhaupt gibt. Und dann hört man erstmal darauf, was alte, erfahrene Mitarbeiter einer Institution sagen. Eine Plattform für tierversuchsfreie Verfahren, wenn sie regelmäßig gepflegt wird, hat ein großes Potenzial, die Forschung zu verändern.

Was das ganze System Tierversuche so eingefahren macht, ist auch die Tatsache, dass viele Zweige hiervon abhängig sind. Es gibt ganze Industriebereiche, die Versuchstiere züchten und an die Institute liefern. Auf der anderen Seite sind diese Firmen aber auch wandlungsfähig. So bietet der wahrscheinlich größte Lieferant von Versuchstieren mittlerweile tierversuchsfreie Verfahren an. Man könnte vermuten, dass dies nur alibimäßig zur Vermarktung und besseren Außendarstellung dient. Aber wer weiß, vielleicht bewegt sich hier wirklich etwas?

Ein weiterer Faktor, warum manche Forscher an Tierexperimenten festhalten, ist der Umstand des Publikationsdruckes. Ein befreundeter Doktorand sagte damals zu mir, als wir nebeneinander unsere Agarplatten beimpften: *„Wenn ich meine Dissertation fertig habe, dann möchte ich ein eigenes Forschungsprojekt beginnen. Ich will ein Mausmodell zur Knocheninfektion etablieren."* Ich fragte überrascht, warum denn auf einmal Knocheninfekte und warum unbedingt im Mäuseversuch? Die Antwort war, dass Tierversuche einfach ein höheres Ansehen haben und automatisch zu einem höheren „impact

---

tierversuchsersatzmethoden-mit-3-millionen-euro/?fbclid=IwAR3Xt576Zz6k
XdQAyKYPwc4QntwFSDXgl_2nGgc9NdPcUcA1uKXBAknKCYA.

factor" (Bewertungssystem von Publikationen) führen würden, also der wissenschaftlichen Karriere zuträglicher seien. Solange einige Forscher so denken, wird es schwer sein, Veränderung hineinzubringen. Auf der anderen Seite zeigen sich manchmal gerade in vermeintlich engstirnigen Köpfen überraschende Wandlungen.

Als ich kürzlich ein Interview mit dem von mir hochgeschätzten Professor Franz Gruber, der früher selbst Leiter einer Tierversuchseinrichtung war, las, wurde ich zuversichtlich. Herr Gruber ist für mich einer der bewundernswertesten und mutigsten Wissenschaftler unserer Zeit in unserem Land (bzw. nun Nachbarland). Mit dem Herz am rechten Fleck hat er auf hohem Niveau Veränderungen herbeigeführt und ist noch immer mit Herzblut engagiert!

Gruber berichtet in dem Interview über seine eigenen Erfahrungen:

„Einmal spielte mein Wechsel von der FU Berlin an die Universität Konstanz eine große Rolle. Ich war als Leiter der dortigen Tierforschungsanlage plötzlich nicht mehr nur für mich verantwortlich, sondern für eine dem Tierschutzgesetz verpflichtete Durchführung aller dortigen Tierversuche. Das fordert und fördert eine ganz neue Sicht auf diese Versuche. 1982 führte ich dann an der Universität Konstanz eine erste Veranstaltungsreihe ‚Für und Wider den Tierversuch' durch, mit recht renommierten Beteiligten, u.a. Prof. Dr. Gotthard M. Teutsch, Ursula M. Händel und Prof. Dr. Dieter Neubert.

Ein weiteres Schlüsselerlebnis war die Berufung in die Tierversuchskommission des Regierungspräsidiums Freiburg 1987. Dies erweiterte den Horizont über das, was an Universitäten so alles geforscht wurde, ganz gewaltig. Und viele der Anträge, die ich dann in den nächsten 28 Jahren zu lesen hatte, bestärkten meine Zweifel an der Rechtmäßigkeit auch der gesetzlich zu genehmigenden Versuche. Mir wurde mehr und mehr klar, dass es vielfach um das ‚Recht der Stärkeren' auf Karriere ging und nicht um wirklichen Fortschritt.

Über Jahre hinweg wurden an der Universität Konstanz auch Versuche an Primaten durchgeführt. Ohne jetzt hier auf Einzelheiten einzugehen, war es für mich ein wirkliches Schlüsselerlebnis, dass es mir gelingen konnte, die Genehmigung für diese Versuche widerrufen zu lassen. Die Versuche wurden eingestellt. Dem Experimentator konnte nachgewiesen werden, dass die Belastung für die Tiere sehr viel höher war, als im Antrag angegeben."[22]

Auch auf das Argument, dass wir ohne Tierversuche nicht dort wären, wo wir heute sind, geht er ein: „*Es wird vielfach argumentiert, ohne Tierversuche wären wir nicht auf dem hohen Niveau der Medizin, das wir heute in den ‚reichen' Nationen haben. Einer Medizin, die sich außerhalb dieser Nationen niemand auf dieser Welt leisten kann. Spitzenforschung kann auch töten. Spitzenforschung tötet Menschen, wenn sie Geld verschlingt, das zur Rettung unzähliger Notleidender dringend benötigt würde, weil sie Mittel in einem nicht mehr zu verantwortenden Umfang verschlingt, Mittel, mit denen an anderer Stelle Millionen Menschenleben gerettet werden könnten, z.B. mit dem Zugang zu sauberem Trinkwasser.*

Auch wird nie ernsthaft hinterfragt, welchen Weg die medizinische Forschung eingeschlagen hätte, wenn man nicht Jahrzehnte auf klinisch kaum relevante und schlecht reproduzierbare Methoden wie

---

[22]   https://www.tierrechte.de/2018/02/22/tierversuche-der-paradigmenwechsel-erfolgt-bereits/?fbclid=IwAR1ni_JUVUDAD_ImuIBTLVwD2KDodRato8GhEIMvEzUP4 AKnZDprsL8pkpo.

den Tierversuch gesetzt hätte. Vielleicht wären wir ja ohne
Tierversuche viel weiter als heute."[23]

Dass nur das wachsen und sich weiterentwickeln kann, auf das wir
unsere Aufmerksamkeit legen und was wir auch finanziell fördern,
verdeutlicht Gruber ebenfalls:

*„Die Lobbyarbeit in Berlin, Brüssel und Straßburg müsste intensiviert
werden. Wie wir bei der Entstehung der neuen EU-Direktive
2010/63/EU zum Schutz der Versuchstiere gesehen haben, waren die
Lobbyvertreter der Wissenschaftsverbände und der Industrie in
Straßburg eindeutig in der Mehrheit."*[24]

Und dann beschreibt er etwas, was ich zutiefst bestürzend finde.
Wissenschaftler ließen sich nur durch ebenbürtige Argumente
überzeugen. Mit Gefühlen und Ethik käme man nicht weit. Man müsse
in ihrer Sprache sachlich argumentieren, dann würde sich etwas
verändern:

*„Die Einforderung ethischen Handelns nützt nichts. Darunter wird
weltweit, gerade wenn es um unser Handeln Tieren gegenüber geht,
sehr unterschiedliches verstanden. Der einzige Weg, der überall
akzeptiert wird, ist es, Tierversuche zu ‚devalidieren‘, also
aufzuzeigen, dass die Ergebnisse keinen medizinischen Fortschritt
bringen. Auf diesem Gebiet laufen gerade sehr viele Untersuchungen,
die es langsam verständlich werden lassen, warum so viele
Medikamente Schaden anrichten und wieder vom Markt genommen
werden müssen. [...]. Neu daran ist, dass nicht wie früher, aus einem
Bauchgefühl heraus, die Ergebnisse von Tierversuchen angezweifelt*

---

23   Ebd.
24   Ebd.

werden, sondern dass hochkarätige Wissenschaftler/innen sich dieses Themas angenommen haben. Die Diskussion hat ein hohes wissenschaftliches Niveau erreicht, dem sich Forschende nicht mehr entziehen können. "[25]

Ist es nicht bestürzend, dass man Gefühle ausklammern muss? Diese dissoziative Sachlichkeit, sie war es, die mich in der Wissenschaft verzweifeln ließ und derentwegen sich für mich letztendlich ein Weg in der Wissenschaft, zumindest bisher, nicht ergab. Ich kann einfach nicht auf Dauer meine Gefühle unterdrücken. Sachlich argumentieren, ja, aber Gefühle komplett ausklammern? Ich glaube kaum, dass sich so wahrhaft ethische Dilemmata lösen lassen. Und außerdem, wenn wir immer wieder neue Tierversuche entwickeln, um sie dann im Nachhinein ersetzen zu wollen, und wenn die tierversuchsfreie Forschung viel weniger Förderung und Aufmerksamkeit erhält, dann hinkt sie immer den Tierexperimentatoren hinterher. Also muss sich tatsächlich noch mehr im Inneren der Wissenschaft verändern, damit es innovativ weitergeht und nicht nach den Prinzipien historischer Forscher.

Als unabdingbar wichtig empfinde ich es, dass Wissenschaft Verantwortung übernimmt. Wenn man als Forscher eine Fragestellung eröffnet und die Herangehensweise überlegt, so ist man frei in den Entscheidungen. Nicht außer Acht lassen sollte man dabei die möglichen Konsequenzen, die sich aus den Ergebnissen ergeben könnten. Wie schafft man dies? Am ehesten, wenn die eigene Intention von Mitgefühl und Liebe zum Leben durchdrungen ist.

---

25   Ebd.

Ich möchte dieses Kapitel über das Dilemma der Tierversuche mit den umfangreichen, aber so zuversichtlichen Worten von Herrn Gruber abschließen. Er verdeutlicht, dass wir Engagement, Durchhaltevermögen und Mut brauchen, um etwas voranzubringen, aber auch, dass sich hierdurch etwas bewegen lässt:

„1986 schrieb ich mein erstes Editorial für ALTEX. Viele folgten. 32 Jahrgänge ist ALTEX nun alt und vielen Tierschützern geht alles viel zu langsam. Auf Alternativmethoden zu setzen, ist mit Geduld und einer gehörigen Portion Frustresistenz verbunden. Wer schnelle Erfolge vorantreiben will, wird enttäuscht sein. Unter den gegebenen Umständen, der enormen und größtenteils mit Steuergeldern finanzierten Lobbyarbeit von Forschungsgesellschaften zum Abbremsen der Bemühungen zum Ersatz von Tierversuchen, haben wir einen guten Fortschritt erreicht. Erst seitdem die Europäische Forschungsgesellschaft alle Mitgliedsländer aufgefordert hat, die 3R-Methoden zu unterstützen, tut sich auch in Deutschland ein wenig mehr. Aber wir sollten nicht mit Fingern auf die deutsche Forschungspolitik zeigen, in Deutschland werden in großem Umfang Alternativen gefördert, auch durch die Bundesregierung und vermehrt auch durch einzelne Bundesländer. Aber es ist trotzdem immer noch zu wenig. Wir sollten aber auch anerkennen, dass sich die Industrie an der Förderung von Alternativmethoden beteiligt. [...]. Bei der von Industriegeldern getragenen Stiftung zum Ersatz von Tierversuchen ,set' (www.stiftung-set.de) wurden alleine in diesem Jahr 30 Anträge auf Förderung von Alternativen gestellt. Nur drei können vielleicht gefördert werden. Die ,Lust' auf tierversuchsfreie Forschung ist also schon da, es gibt nur nicht genügend Fördermittel. Wie das Verhältnis von Anträgen zu geförderten Projekten beim BMBF Förderschwerpunkt ,Ersatzmethoden zum Tierversuch' zurzeit ist, weiß ich nicht, das Verhältnis dürfte aber nicht viel anders sein. [...]. Die Auseinandersetzung um das ,Für und Wider zum Tierversuch' darf

nicht mit persönlichen Angriffen verbunden werden. Es ist ein absolutes ‚No-Go', Experimentatoren bloßzustellen, ihre Adressen ins Internet zu setzen oder ihnen mitzuteilen, dass man den Schulweg ihrer Kinder sehr genau kenne. Das ist dumm und widerlich. Und schadet der guten Sache. [...]. Die Zukunftsperspektiven sind gut. Ich sehe allmählich Früchte unserer Arbeit, die wir uns so vor dreißig Jahren kaum zu erhoffen wagten. Dass nun sogar in den USA Regierungsstellen die Abkehr vom Tierversuch verlangen, ist sensationell. Fortschritte bei den Sicherheitsprüfungen wird es viele geben in den nächsten Jahren. Sorge macht mir die Grundlagenforschung. Offenbar nützt es immer noch der wissenschaftlichen Karriere, gentechnisch veränderte Mäuse in die Welt zu setzen, das gibt noch viele Promotionen und Habilitationen. Die Karrieren müssen anders eingepflegt werden. [...]. Ich denke, dass der Paradigmenwechsel schon erfolgt ist, es geht nur so langsam voran, dass es ein Außenstehender kaum so richtig bemerkt. [...]. Eigentlich müsste es an jeder Universität, an der tierexperimentell geforscht wird, auch Lehrstühle geben, die sich ausschließlich mit der Erforschung von Alternativmethoden [sic]. Die Doerenkamp-Zbinden Stiftung (www.doerenkamp.ch) hat in den letzten 10 Jahren 20 Millionen CHF für die Lehrstühle in Baltimore, Genf, Konstanz, Tiruchirappalli (Indien) und Utrecht ausgegeben. Dies sollte viel mehr Nachahmer finden. [...]. Informiert euch über die Publikationen, in denen Tierversuche ‚devalidiert' werden. Widersprecht euren Dozenten sofort, wenn diese Tierversuche als unverzichtbar darstellen. Argumentiert nicht emotionell, sondern auf wissenschaftlich fundierter Basis. Es wäre auch zu begrüßen, wenn sich mehr Studierende mit Alternativmethoden beschäftigen würden. Gerade einmal vier Studiabos hat die Zeitschrift ALTEX in Europa."[26]

---

26   Ebd.

Dankbarkeit und Wissenschaft

Die Tierversuchsaktivistin Audrey Jougla schreibt in ihrem Buch *„Beruf: Versuchskaninchen"* neben Einblicken in diverse Tierversuchslabore über das Dilemma, wenn man selbst Nutzen aus auf Tierversuchen beruhenden Errungenschaften der Medizin zieht. Ihr Mann litt an einer Niereninsuffizienz und war dialysepflichtig, bis er eine Spenderniere transplantiert bekam. Ohne Tierversuche, an denen diese Verfahren entwickelt wurden, schreibt sie, müsste ihr Mann sich weiterhin jeden zweiten Tag einer Dialysebehandlung unterziehen. Sie resümiert: *„Damit komme ich nicht umhin, diesen Praktiken, gegen die ich mich mit meinem ganzen Wesen wehre, auch Dankbarkeit entgegenzubringen."* Ihr inneres Dilemma sowie das unserer Gesellschaft beschreibt sie wie folgt: *„Der Missbrauch von Tieren ist der Spiegel der schrecklichsten Facette des Menschen: der Missbrauch von Macht über verletzliche Wesen – wobei sich die Definition dieser Verwundbarkeit natürlich je nach Zeit und geografischer Lage wandelt. Und wir alle sind und werden weiterhin verwundbar sein. Heute habe ich den Unterschied zwischen Aktivisten und Experimentatoren verstanden. Erstere sind keine Helden und Letztere keine Sadisten. Aber Erstere können sich alle selbst noch in den Spiegel schauen. Für Letztere ist es oft schwieriger. Vielleicht, weil wir immer eine Wahl haben. Und weil wir eine Wahl treffen müssen."*[27]

Vor einer solchen Wahl stand ich, als ich mich auf der Suche nach einer Doktorarbeit befand. Ich entschied mich letztendlich bewusst gegen das Durchführen von Tierversuchen. Wir stehen allerdings vor einem Dilemma, wenn wir plötzlich selbst durch Krankheit oder andere

---

[27]   Audrey Jougla: Beruf: Versuchskaninchen, vom Leben und Sterben der Labortiere (2018).

Umstände Nutzen aus den Erkenntnissen von Tierversuchen ziehen. Aber wie bereits beschrieben, wurden in der Geschichte der Menschheit sogar Versuche an Menschen durchgeführt. Und diese Erkenntnisse nutzen wir heute noch. Würden wir sie verwerfen, hätten die Leidtragenden ja sogar umsonst die Qualen ausgehalten. Also hilft es vielleicht, sich in Demut und Dankbarkeit an jene zu erinnern, die leiden mussten, und aus der Vergangenheit zu lernen, um neue Wege einzuschlagen.

Ich persönlich setzte mich auf meinem Lebensweg ebenfalls intensiv mit der Thematik auseinander, inwieweit man die Medizin nutzen darf und wann wir uns lieber unserem Schicksal ergeben sollten. Als ich mit unseren langersehnten Kindern schwanger war, kam es in der 34. Schwangerschaftswoche plötzlich zu einer Plazentaablösung, was bedeutet, dass sofort die Blutgefäße der Kinder zu mir offen waren und das Blut ungehindert in den Bauchraum floss. Es ging somit um Minuten, und als der Arzt mich mitleidvoll ansah und sagte: „Eine natürliche Geburt wird das leider nicht mehr", antwortete ich: „Natürlich, ein Notkaiserschnitt, können wir jetzt bitte schnell in den OP fahren!" Aufgrund des medizinischen Hintergrundes war mir schnell klar, dass es jetzt um Minuten und um das Überleben ging. Während die Ärzte operierten, verhandelte ich mit Gott, der Schöpfung, dem Universum oder wer immer hier eine höhere Gewalt besaß. Ich sagte, ok, wenn es sein muss, dass die Kinder überleben, dann bin ich jetzt bereit, zu sterben. Aber, und dann fing ich innerlich an, zu verhandeln, ohne mich haben die Kinder keine Mutter und das darf nicht sein! Also lieber Gott, du musst mich und die Kinder hier gesund herausbringen, denn die Kleinen brauchen eine Mutter! Und ich betete und ließ keinen Kompromiss zu, aber wenn es hätte sein müssen, hätte ich mein Leben für sie gegeben. Und dann lagen diese kleinen Wesen auf der Intensivstation und mich überkamen Selbstzweifel, ob ich an ihrem Leid mitschuldig war. Denn schließlich hatten mein Mann und ich uns irgendwann entschieden, Eltern sein zu wollen. Dann begegnete ich einem geistigen Seelsorger im Krankenhaus, und auch der Pfarrer, der eineinhalb Jahre später die Kinder taufte, gab mir inneren Frieden. Er sagte: *„Hören Sie, die medizinischen Möglichkeiten sind nun mal da. Dann dürfen Sie sie auch nutzen. Das alles ist Gott und Schöpfung. Wenn Sie einen Herzinfarkt haben, dann stimmen Sie ja auch einer Stent-Operation zu."*

Letztendlich sind wir Lebewesen, die leben und auch überleben wollen. Die Technik ist ein menschliches Werkzeug hierfür. Doch so immens wichtig ist das ständige sich Hinterfragen, bis zu welchem Grad die Technik nützlich ist und wann sie uns oder anderen schadet. Solange wir Technik und Wissenschaft gebrauchen, müssen wir uns diesen ethischen Dilemma stellen. Es ist unsere Pflicht, dies anzuschauen und jedes Mal von Neuem zu hinterfragen: „Hilft dies, Heilvolles zu kultivieren? Was kann ich unterlassen und was der Natur überlassen?"

Da ist etwas, was uns alle umgibt, das ist größer und unfassbarer, als es der medizinische und technische Fortschritt je sein wird. Darum helfen uns Demut und vor allem Dankbarkeit.

Wenn wir also die vorhandenen Möglichkeiten des medizinischen oder technischen Fortschritts nutzen, dann ist das eine Sache. Es ist und bleibt aber ein Dilemma, wie oft die Wissenschaft den Weg des Tierversuchs und somit des Leides wieder beschreitet. Wann stellen sich endlich mehr Forscher dieser Herausforderung und suchen nach neuen Wegen? Vielleicht kommen wir dann irgendwann an den Punkt, dass wir über das Leid von Versuchstieren gar nicht mehr diskutieren müssen.

Zoonosenforschung sollte es sein?

Eines Morgens, als ich unsere Kinder zur Kita bringe, meint die Erzieherin schmunzelnd: *„Soso, da haben Sie im Urlaub also Schweine mit Klobürsten gestriegelt? Ich erinnere mich, dass wir vor ein paar Jahren diese Tiere nicht anfassen durften, weil da war Schweinegrippe. Aber das ist ja nicht mehr, wir haben ja jetzt Corona!"* Wir haben herzlich gelacht. Und meine spontane Antwort war: *„Ich denke, wir können uns nur auf maximal fünf bis sieben Sachen gleichzeitig konzentrieren. Da haben wir nun Corona, dann die Familie, unsere Arbeit, Maskenpflicht, ach ja, das Wetter nicht zu vergessen, vielleicht die nächste Urlaubsplanung, ein bisschen über die Ungerechtigkeiten der Politik und die Nöte in der Welt aufregen ... ja, nee, für Schweinegrippe und so haben wir jetzt echt keine Kapazität mehr!"* Das war im Frühjahr 2020.

Ich dachte kurz zurück an unseren Urlaub. Das war für mich als Infektionserreger-Ärztin schon amüsant. Erst haben wir die Schweine mit abgegrabbelten Bürsten geschrubbt. Nachdem wir sie ausgiebig gestreichelt hatten, sind wir mit ungewaschenen Händen weiter zu den Kühen, dann kamen die süßen Babyputen, die Küken und die Pferde. Ein Cocktail an Bakterien durchmischte sich hier – ein Paradies für Zoonosen, von Menschen auf Tiere und andersherum übertragbaren Erregern. Aber ich wusste, wie sich so oft schon gezeigt hatte und wie der Kölner zu sagen pflegt: *„Et hätt noch immer jot jejange."* Da wollte ich jetzt mal keinen Fokus drauf werfen, lieber schmunzeln und die Zeit auf dem Bauernhof genießen, einem Ort, an dem die Kühe sogar durch den Tomatengarten spazierten.

Tiefergehend über Mikroorganismen philosophierend denke ich an die Zeit zurück, als ich unbedingt Zoonosenforscherin werden wollte. Ein bisschen war dies ein Vorwand, denn eigentlich war die Idee, dass wenn ich an diesen Erregern forschte, sich vielleicht auch der eine oder andere Tierversuch ersetzen ließe. Dies war so im Kopf zurechtgesponnen. Mit dem Ziel, Zoonosen als Berufsfeld zu wählen, besuchte ich schon während des Studiums Kongresse zum Thema und hielt mich ständig auf dem Laufenden, was wissenschaftliche Erkenntnisse zu diversen Erregern aufzeigten. Im Studiengang Veterinärmedizin behandelten wir häufig dieses Thema, denn es war sowohl in der Tierseuchenbekämpfung als auch für die Lebensmittelgewinnung und die Haustierhaltung ständig relevant. Mit Begeisterung sog ich alles auf, was mit diesen fiesen kleinen Bakterien, Viren oder Parasiten zu tun hatte. Ein bisschen Nervenkitzel fand ich spannend, und außerdem gab es zu jedem Mikroorganismus abwechslungsreiche Geschichten über stattgehabte Ausbrüche und historische Begebenheiten. Sich mit Zoonosen auszukennen, war somit wichtig für das Wohle aller, denn mit diesem Wissen konnte man präventiv Menschen und Tiere schützen. Diese Faszination und Begeisterung hält bis heute an. Doch mit einem Aspekt ging ich nie konform. Dies war die Tatsache, dass im Falle des Auftretens einer Tierseuche – vielleicht sogar mit dem Potenzial, für den Menschen gefährlich zu werden, oder wenn sie mit hohen wirtschaftlichen Einbußen verbunden war –, Tiere getötet wurden. Nicht nur kranke Lebewesen mussten sterben, sondern häufig alle im Betrieb, obwohl sie gesund waren. Ich lernte Sperr- und Überwachungsbezirke und andere Maßnahmen zur Infektionserregerbekämpfung kennen. Insbesondere bei landwirtschaftlich genutzten Tieren hatten diese Relevanz. Mir kam irgendwann der Gedanke, was wohl die Konsequenzen wären, wenn ich in die Forschung ginge und plötzlich neue Erreger mit Zoonosepotenzial entdecken würde. Auf der einen Seite ließen sich hierdurch Individuen schützen und eine Weiterverbreitung von Erregern aufhalten. Ihren Ursprung zu kennen, macht Präventionsmaßnahmen erst möglich. Aber der Beigeschmack, dass dann aufgrund meiner Forschungsergebnisse möglicherweise zahlreiche Tiere sterben müssten, das widerstrebte mir zutiefst. Einige Zeit später in dieser Vermutung bestätigt fühlte ich mich während der Suche nach einem neuen Job.

Zu Studentenzeiten besuchte ich einst einen Kongress, auf dem man zum ersten Mal bekannt machte, dass Schweine häufig Träger einer Form der MRSA, sehr resistenten Staphylococcus-aureus-Bakterien, waren. In der Umgebung dieser schweinehaltenden Betriebe bemerkte man gehäuft diese Bakterien als Besiedler der menschlichen Haut oder gar als Infektionserreger von Wunden. Die Schlussfolgerung war, dass infolgedessen eine Empfehlung ausgesprochen wurde, dass Tierärzte, Landwirte oder andere Personen mit gehäuftem Schweinekontakt vor der Aufnahme in Krankenhäuser auf MRSA untersucht werden sollten. Dies war 2013 und die Reaktion auf diese wissenschaftlichen Erkenntnisse empfand ich als einleuchtend und sinnvoll. Einige Jahre später stöberte ich jedoch auf der Homepage eines wissenschaftlichen Instituts, bei dem ich mich einmal potenziell bewerben wollte. Das, was ich dort las, warf in mir erneut die Frage auf, was passierte, wenn man Wissen in eine bestimmte Richtung produzierte. Auf der Institutsseite feierte man gerade eine Juniorprofessorin, die ein Doppelstudium in Landwirtschaft und Humanmedizin absolviert hatte. Sie hatte an ebendiesen MRSA-Stämmen von Schweinen geforscht und wurde für ihre Erkenntnisse gelobt. Aber was war ihre Lösung? Aufgrund der Forschungsergebnisse kam man zu dem Schluss, dass man MRSA aus dem Schweinbestand eradizieren konnte, indem man alle Tiere des Bestandes tötete. Das erinnerte mich an BSE, an Afrikanische Schweinepest, an so viele andere Begebenheiten, bei denen die einzige Lösung darin bestand, Massen von Tieren zu beseitigen, um einen Erreger in Schach zu halten. Manchmal ist die Begründung Angst vor dem Erreger und Schutz anderer vor Krankheiten. In dem Fall ging es um wirtschaftlichen Profit. Und die einzige profitable und äußerst praktische Lösung war das Töten.

Dann wollte ich mich unbedingt an dem virologischen Institut bewerben, an dem ein uns mittlerweile allen bekannter Professor an Coronaviren forschte. Auf der Universitätshomepage fand ich Videos von Forschungsreisen und Presseberichte darüber, wie die Virologen nach Afrika reisten und exotische Erreger an Fledermäusen oder Flughunden erforschten. Ihre Proben sammelten sie auf regionalen Märkten und sie schlichen sich vorsichtig in Fledermaushöhlen, narkotisierten Tiere und entnahmen Tupfer und Blut. Damals kamen mir Gedanken auf, die mich letztendlich von meinem Willen, dort zu arbeiten, abhielten. Warum forschten sie an so exotischen Erregern? Wenn sie aufzeigten, wie gefährlich die sein könnten, schürte das nur Angst bei der Allgemeinbevölkerung, die den Umgang mit Infektionserregern vielleicht nicht so spannend fand wie die Damen und Herren Forscher. Und was macht man mit dem generierten Wissen, wenn es einmal in die Welt gesetzt wird? Wenn man etwas weiß, dann steht man auf einmal in der Verantwortung. Man hat Wissen erschaffen! Und dann? Dann müssen alle damit klarkommen, und die meisten Menschen reagieren auf unbekannte potenzielle Gefahren mit Angst, einem Bedürfnis nach Sicherheit und vor allem mit Abwehr. Ein Suchen nach Sicherheit, die es im Leben nicht gibt, aber die Menschen trotzdem haben möchten, tritt dann häufig zutage. Wie wahr diese Vorahnung war, merkte ich Anfang 2020, in einer Zeit, in der Covid-19 tagtäglich die Menschheit auf Trab oder in Quarantäne hielt. Im Nachhinein muss ich aber meine Meinung etwas revidieren, denn wenn es sich um eine gefährliche Infektionskrankheit handelt, die dann, wie im Falle von Covid-19, den Erdball umwandert, ist es gut, dass wir durch die Forschung wichtige Erkenntnisse erhalten. Was wir aber mit dem generierten Wissen anfangen und welche Schlussfolgerungen und Maßnahmen wir ergreifen, da stehe ich mal auf der einen, mal auf der anderen Seite der Meinungsbildner.

Im Nachhinein bin ich froh, dass ich mich nicht von der Wissenschaft habe verleiten lassen und nicht alles blind hingenommen und geglaubt habe. Mein Weg ist ein anderer, und es sind doch nicht die Zoonoserreger, die mich in die Wissenschaft treiben. Aber durch sie habe ich erst einen umfassenden Einblick in die Welt der Forschung erhalten. Und das war manchmal sogar recht amüsant. Denn meinen letzten Kontakt mit der Infektionsforschung hatte ich während eines virologischen Praktikums im Rahmen meiner beruflichen Weiterbildung. Auf einer abgelegenen Insel, mit einem kleinen Steg zum Festland verbunden, befand sich dieses Hochsicherheitslabor für Infektionserreger. Ich erhielt die einmalige Chance, Einblicke in ebendieses zu erhalten. Dabei durfte ich auch bei Tierversuchen mit Schweinen anwesend sein, die für die Forschung mit Viren infiziert wurden. Wieder einmal schaute ich nicht weg, sondern nutzte diese Gelegenheit, um einen wirklichen Einblick zu erhalten und auch die Menschen dahinter kennenzulernen. Forscher, die Tierversuche durchführen, sind in der Regel ganz normale Menschen, mit einem Leben und Problemen so wie Du und ich. Der Unterschied besteht, denke ich, im unterschiedlichen Weltbild und in vielleicht anderen Werten. Und warum schmunzle ich über dieses Praktikum, wo ich doch wieder viel Leid mitbekam? Weil es ein wirklich abenteuerliches Erlebnis war, als man mich versehentlich im Hochsicherheitstrakt des Labors einsperrte. Ich hatte noch keine Zugangskarte erhalten, aber eine Professorin nahm mich als ihre Begleitung hinein in den Laborbereich, wo sie mir die Versuche zeigte. Eigentlich war ein derartiges Einschleusen von Personen nicht erlaubt, doch ich bekam am nächsten Tag sowieso eine eigene Zugangsberechtigung und ab da war alles rechtskonform. An besagtem Tag hatten wir die Versuche beendet und ich durfte noch ein wenig anderen Wissenschaftlern über die Schulter schauen. Die Professorin verließ das Labor und wir besprachen uns, dass die Forscher mich nachher wieder hinausbegleiten sollten, denn auch um aus dem Labor nach draußen zu kommen, brauchte man diese Sicherheitskarte. Da wir aber getrennte Kabinen zum Umziehen hatten, wollten sie mich an meiner Sicherheitstür abholen. Allerdings war es so, dass das Ausschleusen aus einem solchen Hochsicherheitstrakt zeitaufwendig war, denn man musste jeweils zehn Minuten durch eine sogenannte Zwangsdusche. Auf der einen Seite legte man alle Sachen ab, wurde in eine Kabine eingesperrt, die einen erst wieder entließ, wenn man die vorgeschriebene Zeit geduscht hatte. Aus diesem Stahlraum konnte man lediglich durch eine Art Bullauge in die nächste Umkleide schauen. Und dieser Raum war wiederum mit einer Sicherheitstür verschlossen. Als ich endlich mit dieser Reinigungsprozedur fertig war, wartete ich geduldig vor der Tür. Doch niemand erschien. Nach zwanzig Minuten entschied ich, wieder in den Laborbereich zu gehen, um nachzusehen, ob die Forscher drinnen geblieben waren. Also hieß es wieder ab durch die Zwangsdusche. Aber dort fand ich sie nicht. Ich überlegte, dass sie mich vergessen haben könnten. Was aber, wenn ich möglicherweise doch wieder in ihre Erinnerung kam und sie zurückkehrten? So ging ich erneut den Weg durch die zehnminütige Dusche und spähte durch das kleine Kabinenfenster. Niemand war zu sehen. Was sollte ich tun? Den Notfallknopf konnte ich unmöglich drücken, denn dies würde einen europäischen Sicherheitsalarm verursachen. Sollte ich im Labor übernachten? Aber es war erst früher Abend. Bis zum nächsten Morgen würde eine gefühlte Ewigkeit vergehen und außerdem, wie sollte man auf einer klitzekleinen Bank und unter Neonlicht schlafen? Dann erinnerte ich mich, dass es im Laborbereich einen Aufenthaltsraum gab. Vielleicht gab es dort ein Telefon und sogar eine Liste der Mitarbeiternummern. Jedes Labor besaß doch sowas. Und so schleuste ich mich erneut zurück in den Hochsicherheitstrakt und fand den Weg zum Aufenthaltsraum. Dort kamen mir zu meiner großen Erleichterung zwei andere Forscher entgegen, obwohl ich annahm, alle Mitarbeiter befänden sich bereits im Feierabend. Die beiden halfen mir, nachdem wir herzlich über mein Abenteuer gelacht hatten, aus dem Labor. Die zwei Wissenschaftler, die mich hätten abholen sollen, was war eigentlich mit ihnen? Am nächsten Tag stellte sich heraus: Sie hatten mich tatsächlich vergessen, waren so ins Gespräch vertieft und dann der Meinung, ich würde sicher irgendwie alleine herauskommen. Denke ich an diese Zeit zurück, muss ich immer noch schmunzeln. Wann erlebt man schon sowas? Einblick in ein S3/S4-Labor zu erhalten, das ist eine Sache, aber hierin eingesperrt zu sein, eine ganz andere Dimension.

Erkenntnisse durch Corona

Was die Infektionsforschung angeht, so hat mir das erste Jahr der Coronapandemie deutlich ihre verschiedenen Facetten präsentiert. Dies half mir immens bei der Frage, warum mich Bakterien und Viren so faszinierten und wonach ich suchte.

Regelmäßig verfolgte ich die Veröffentlichungen des Robert-Koch-Instituts, der WHO, Fachzeitschriften wie Lancet oder New England Journal oder diverse herkömmliche Medienkanäle, um beruflich bedingt, aber auch aufgrund meines eigenen Interesses auf dem Laufenden zu bleiben und vor allem, um mir meine eigene Meinung zu bilden. Was ich zu Beginn bemerkenswert fand, war, dass man dank des Internets heutzutage an so viele Quellen kommt und recht tiefe Einsichten erhält, wenn man gezielt sucht. Auf der anderen Seite wird es immer Bereiche geben, die man nie verstehen wird. Manches wird uns verwehrt bleiben, wenn es darum geht, zu wissen, warum manche Dinge so abliefen, wie sie es eben taten. Und dann muss man sich ab und an auch eingestehen, dass man sich geirrt hat.

Zu Beginn der Pandemie schrieb ich: *„Das Mutigste, was wir heutzutage tun können, ist, selbstständig zu denken und uns gegenseitig zu umarmen."* Ich fand mich zunächst in den damaligen Annahmen bestätigt, dass die Allgemeinbevölkerung und Politiker sich von der Angst überwältigen lassen, wenn Forscher ihren Fokus auf potenziell gefährliche Infektionserreger legen. Und ich unterstellte, dass die Wissenschaftler hierdurch sogar ihre Forschungsförderung für die nächsten Jahre gesichert hätten. Ein bisschen mag etwas dran sein. Als es zum ersten Lockdown kam, in dem wir zunächst geringe Fallzahlen hatten, blieb ich weiterhin skeptisch. In der Stadt, in der ich wohne, gab es nur einen gemeldeten Fall, aber die Menschen liefen übervorsichtig mit Masken und Einmalhandschuhen umher. Ich dachte: „*Das ist jetzt hier aber nicht Ebola oder so.*" Und „*Wie sollen wir so zu einer Durchseuchung kommen? Einen Impfstoff wird es eh erst in ein paar Jahren geben.*" Ich las einen Artikel einer Virologin, die erklärte, dass es das Sinnvollste sei, stufenweise milde Lockdowns zu verhängen, damit langsam eine Herdenimmunität entstand, aber gleichzeitig die Krankenhäuser nicht überlastet würden. Als dann unsere nicht immune Bevölkerung im nächsten Winter in den zweiten Lockdown schlitterte, fühlte ich mich abermals in den Annahmen bestätigt. Was ich damals nicht ahnte, war, dass auch Länder wie Schweden, die auf eine Herdenimmunität gesetzt hatten, trotzdem in den zweiten Lockdown gehen mussten. Also hatten ihnen die vielen Kranken, die vermeintlich zu einer Immunität der Bevölkerung hätten beitragen können, gar nichts gebracht, außer vielleicht mehr Tote? Aber ein Ländervergleich ist schwer, denn dann müsste man ebenfalls die Gesundheitsversorgung und vor allem die Krankenbetreuung sowie weitere Hintergründe berücksichtigen. Es ist nicht leicht, bei multifaktoriellen Geschehen mal eben zu beurteilen. Ich denke rückblickend, dass ich mit meinen Einschätzungen zu Beginn der Pandemie vermutlich nicht immer korrekt lag. Irren ist aber ja so menschlich. Fatal wäre es nur, nicht zuzugeben, dass man seine Meinung revidieren muss, und engstirnig an einer Sache festzuhalten. Und so befinden sich die Wissenschaft und die Menschheit im Fluss der sich ständig aktualisierenden Erkenntnisse. Und das ist für viele schwer zu verstehen, wenn sie von Wissenschaftlern klare Aussagen für Entscheidungen haben wollen. Vielen fällt es schwer, damit umzugehen, dass Wissenschaft sich dessen bewusst ist, dass sie sich ständig selbst korrigiert. Das ist ein Kern der Wissenschaft. Aber Menschen, für die Sicherheit das oberste Gut ist, verurteilen gerne forschende Experten, wenn diese zugeben, dass sie irrten, oder ihre Aussagen anpassen müssen. Was wahr oder falsch ist, das ist manchmal schwer zu sagen. Wir kommen der Wahrheit immer nur ein Stückchen nahe, sollten aber immer in dem Bewusstsein sein, dass wir auch irren könnten. Und manchmal sehen wir auch nur einen Teil der Wahrheit. Dies sollte uns nicht gleichgültig oder passiv machen, aber demütig und verständnisvoller gegenüber anderen Meinungen. So könnten wir fruchtbarere Kommunikation in Konflikte bringen. Diese Qualitäten des Menschseins fördern unsere gesellschaftlichen Bildungssysteme leider für meinen Geschmack noch zu wenig. Ich persönlich denke außerdem, dass manchmal die Wahrheit für einen einzelnen Menschen zu groß ist, um erfasst zu werden. Es ist vergleichbar der Abbildung der blinden Weisen, die einen Elefanten abtasten. Einer hat den Rüssel in der Hand und sagt, es sei eine Schlange. Der andere tastet den Fuß ab und behauptet, es sei ein Baum. Und so weiter. Wer hat Recht?

Was mich zu Beginn der Coronapandemie über die Wissenschaft und deren Zusammenarbeit mit der Politik erschrecken ließ, war die Erkenntnis, dass Forschung zur Manipulation des Verhaltens von Menschen genutzt werden kann. Dies wurde sogar öffentlich publiziert und als positiv dargestellt. Noch vor der Entwicklung der deutschen Corona-Warn-App veröffentlichten Mitarbeiter eines bekannten Bundesinstituts im Lancet, einer der renommiertesten Wissenschaftszeitschriften, einen Artikel, in dem sie sich dafür aussprachen, das Verhalten der Bevölkerung auf Medienmitteilungen und andere Veröffentlichungen besser zu erforschen. Es wurde argumentiert, dass man hierdurch Menschen durch gezielte Medieneinflüsse in Krisensituationen in ihrem Verhalten lenken könne. Hieran musste ich fortan denken, wenn ich die Nachrichten las, und hinterfragte dann ständig, in welche Richtung sie einen wohl heute lenken wollten. Ein paar Wochen später überprüfte ich manchmal die Vermutungen. Letztendlich wird es aber schwer sein, herauszufinden, wann Medienbeiträge neutraler Information, wann reiner Sensationsgier dienen und wann sie vielleicht wirklich lenkende Funktion haben sollen. Hätte man mehr Informationen, wie Menschen auf gewisse Beiträge und Informationen reagierten, so argumentierten die Wissenschaftler, könnte dies gezielt genutzt werden. Es sollte zur

Sicherheit der Bevölkerung beitragen, sie schützen und Vertrauen in Regierung und Wissenschaft erschaffen. Dass ich äußerst sensibel auf jede Art von Manipulation reagiere, liegt an meiner persönlichen Vergangenheit, dessen bin ich bewusst. Das kann ich als nützlich oder hinderlich ansehen oder einfach akzeptieren. Was das Thema Vertrauen anbelangt, so empfinde ich allerdings, dass dieses anders entsteht.[28]

Ein ähnliches Projekt zur Überwachung und Steuerung des Verhaltens von Menschen fand ich wenig später auf der Seite einer anderen Gesundheitsbehörde. Am Beispiel von Ebola wurde erläutert, warum dies sinnvoll sei, und es schien dem Wohle der Menschen tatsächlich zugutezukommen.[29] Allerdings hatte es für mich einen faden Beigeschmack, denn die WHO-Wissenschaftler erforschten, welche Bevölkerungsgruppen in den Epidemiegebieten besonderes Vertrauen genossen. Dies waren beispielsweise Taxifahrer. Und so schulten sie diese, damit sie den Menschen entsprechende Meinungen mitteilten, um dann das gewünschte Verhalten zur Infektionsprophylaxe zu erreichen. Der Anteil derer, die an Verschwörungstheorien glauben, sei recht groß, und so nähmen viele Leute an, Ebola sei dadurch zustande gekommen, dass ausländische Menschen ihre Flüsse vergiftet hätten. Die Taxifahrer sollten helfen, dies zu revidieren. So hat diese Art der Manipulation für mich zwei Seiten. Auf der einen schafft man so ein gewünschtes Verhalten der Bevölkerung und schützt sie vor einer derart grausamen Seuche wie Ebola. Auf der anderen Seite hat man hierdurch ein Werkzeug erschaffen, das Potenzial zum Missbrauch birgt.

Welchen Einfluss hat die Wissenschaft in einer solchen Pandemie? Sie kann zum Beispiel den Einsatz von Quarantänemaßnahmen

---

28   https://www.thelancet.com/pdfs/journals/lancet/PIIS0140-6736(20)30729-7.pdf.
29   https://www.who.int/departments/science-division/behavioural-insights.

bekräftigen. Ist dies allerdings die goldene Dauerlösung für die Zukunft? Vielleicht kann die Wissenschaft helfen, neue Wege zu ergründen. Und beschäftigt sich die Forschung eigentlich nur mit den Symptomen einer solchen Krise? Nein, denn bereits vor der Pandemie forschte man an möglichen Folgen, die die Verbreitung von gefährlichen Infektionserregern haben kann. Man betrieb sozusagen präventive Wissenschaft. So wurde erkannt, dass früher die Ursachen von Seuchen die schlechten Hygienezustände waren. Heutzutage liegen die Ursachen woanders, und zwar in der Globalisierung, der zunehmenden Menschendichte, im Konsum und allen voran in der Zerstörung der Natur. Epidemiologen und Infektiologen sagten seit Jahren Pandemien voraus, wiesen auf die Folgen hin. Ich gebe zu, unterstellt zu haben, dass durch solche Horrorszenarien auch Forschungsgelder eingetrieben werden. Ich war zu der Zeit nicht so informiert wie jetzt. Und das gibt mir zu denken, was ich womöglich noch alles nicht weiß. In diesem Fall hatten die Wissenschaftler Recht mit ihren Prognosen und Warnungen. Das sollten wir uns zu Herzen nehmen. Die Politik mit ihren Beratern, sie hatte Zeit, sich vorzubereiten. Aber sie wollte nicht, aus mir unbekannten Gründen. Nun, da die Pandemie in vollem Ausmaß da ist, fließen jedoch unvorstellbare Geldsummen in Maßnahmen, Forschung und dergleichen. Das Ganze hätte man durch Prävention günstiger haben können. Aber das würde bedeuten, sich für die Natur einzusetzen und die Globalisierung zu minimieren, statt sie weiter anzufeuern. Ob wir durch Covid-19 dazugelernt haben? Durch SARS haben wir es damals nicht und auch nicht durch die Schweinegrippe. Aber vielleicht jetzt?

Was ist eigentlich mit den Maßnahmen der Symptombekämpfung, die wir bisher betrieben? Sind es wirklich die Kitas, Schulen und kulturellen Veranstaltungen, deren psychosozial gesundheitserhaltene Komponente viel zu wenig im Vordergrund steht, die zur Überlastung der Intensivstationen führten? Fast nichts hört man von den Folgen unserer Gesundheitspolitik. In den letzten Jahren wurden Kinderkrankenhäuser aufgrund der DRG-Einführung heruntergewirtschaftet und mussten schließen. Krankenhauspersonal ist unterbesetzt und überlastet. Doch es wird lieber Geld in Hygienekontrolleure, Überwachungssysteme und High-Tech-Diagnostik gelegt, als in Intensivstationen zu investieren. Warum? Vermutlich aufgrund der jeweils dahinterstehenden Lobby. Eigene wirtschaftliche Vorteile überwiegen für viele einflussreiche Menschen dem Wohle derer, die man schützen sollte. Anstatt die Wirtschaft anzukurbeln, den Tourismus aufrechtzuerhalten und die Hoffnung in neue Technologien zu setzten, sollten wir uns wirklich lieber um die Kinder und Jugendlichen kümmern. Was sind wir für eine Gesellschaft, in der Wirtschaft wichtiger ist als Bildung und Kinderversorgung? Die Jugend und die ganz Kleinen werden manchmal sogar als ökonomische Leistungsträger der Zukunft betrachtet. Geht es noch? Als soziale Wesen, die wir Menschen sind, ist es unsere Aufgabe, uns als Erwachsene in unserem Egoismus zurückzunehmen und im Sinne der nachfolgenden Generationen zu handeln, für unsere Kinder! Wir müssen Kindern nicht beibringen, wie sie mal unsere Versäumnisse ausbaden sollen. Wir müssen Vorbilder werden und uns Kümmern, so gut wir eben können, aber mit all unser Kraft und Überzeugung. Vielleicht gelingt es uns als Gesellschaft dann, aus Vergangenem zu lernen, Fehler zuzugeben und unser Wissen aus der Wissenschaft zumindest für zukünftige Pandemien und weitere Katastrophen sinnvoller einzusetzen als bisher.

Zusammenhänge von Forschung, Politik und Wirtschaft

Wissenschaft wird nie völlig autark forschen können. Sie kann sich daher nicht frei von Verantwortung sehen. Wenn Wissen erschaffen wird, wird es irgendwie genutzt, sei es durch andere Forscher oder durch Politik und Wirtschaft. Das steht zwar nicht mehr im Einfluss des Wissenschaftlers, doch zumindest die Intention, warum etwas untersucht wird, sollte klar sein. Abhängigkeit zwischen Wissenschaft und Wirtschaft besteht heutzutage insbesondere dadurch, dass Forschung irgendwie finanziert werden muss und dass in den Instituten Menschen arbeiten, deren Job die Wissenschaft ist, wodurch sie ihr Dach über dem Kopf finanzieren und ihre Familien ernähren wollen. Mal ganz abgesehen von denen, die dann auch noch eine wissenschaftliche Kariere anstreben und dadurch von weiteren Faktoren abhängig werden. Wirklich frei ist Forschung nur im Kern, in der Fragestellung und der Entscheidung deren Bearbeitung. Und selbst da spielen Zwänge und Trends innerhalb bestehender Arbeitsgruppen eine Rolle.

Diese Abhängigkeit innerhalb der Wissenschaft habe ich erneut in der Coronapandemie wahrgenommen. Außerdem sah ich deutlich, wie sehr das Weltbild einzelner den Forschergeist dominierten und so andere beeinflussen und weitere Wissenschaft in eine bestimmte Richtung lenkte. Ich hinterfragte, ob es richtig sei, zu welchem Zwecke Wissenschaft genutzt wird. Nun waren die Krankheitssymptome der Pandemie da und ja, man sollte sie kurieren. Aber ich sorgte mich, dass wir der Ursachenforschung zu wenig Beachtung schenkten. Was passiert, wenn der nächste Erreger kommt und wir genauso reagieren, wie bisher?
Ein bekannter Tierarzt einer Tierschutzvereinigung, der meiner und einiger anderer Meinungen nach eher ein Lobbyist statt Tierschützer ist, sprach kürzlich bei einer politischen Debatte. Er behauptete, und

da stimme ich zu, dass Pandemien vermutlich in den nächsten Jahren häufiger auftreten. Aber die Menschheit würde sich nicht ändern, weshalb man nicht umhinkäme, mehr Geld in Impfstoffe fließen zu lassen und Erreger zunehmend zu sequenzieren (das Genom zu analysieren). Im weiteren Gespräch sprach er sich außerdem für die intensive Massentierhaltung aus, weil diese seiner Meinung nach durch ihre hohen Hygienestandards erst zur Tilgung mancher Tierseuchen beigetragen hätte. Da fehlen mir die Worte, denn das hieße, moderne Landwirtschaft sei nur mittels solcher Haltungssysteme möglich. Nebenbei bemerkt: Gerade in kleinen bäuerlichen Betrieben gibt es weit weniger multiresistente Erreger als in großen Massentierhaltungen, aber das ist ein anderes Thema, von einer Diskussion über das Tierwohl mal abgesehen. Man sollte demnach nicht alles glauben, was vermeintliche Experten sagen, wenn es einem unlogisch vorkommt und der Beigeschmack des Lobbyismus durchkommt. Der besagte Professor der Tiermedizin behauptete sogar, an der Pandemie hätten wir Westler keine Mitschuld – es seien die als „archaisch" betrachteten Menschen, die Buschfleisch essen, die uns das eingebrockt haben. Das sagt schon etwas über seine Denkweise aus und klammert nebenbei den Biodiversitätsverlust durch unsere moderne Lebensweise, die zu Monokulturen in fernen Ländern führt, einfach mal aus.

Die Aussage, man könne nichts machen, es würde sich nichts ändern und der einzige Weg sei mehr Kontrolle, führt automatisch zu dem Schluss, dass die zukünftigen Pandemien mit mehr Überwachung und Technik schon in den Griff zu bekommen seien, ohne dass wir etwas an unserer Lebensweise ändern müssten. Diese Rechnung funktioniert im Kopf, aber ich glaube, wenn wir es so machen, dann wird die Natur es pragmatisch selbst regeln, ohne uns.

Zum Ende des ersten Pandemiejahres kam Hoffnung durch die ersten Impfstoffzulassungen auf. Aber wie arbeiteten Wissenschaft, Politik und Industrie diesbezüglich zusammen? Dies wurde mir in dieser Zeitetwas deutlicher. Zuvor wusste ich von einigen fragwürdigen Medikamententestungen an armen Menschen in Entwicklungsländern, gar an Kindern. In meiner Studentenzeit hatte ich mitbekommen, wie ein neues Malariamedikament an afrikanischen Kindern getestet wurde, ohne verantwortungsbewusste längere Nachsorge. Dies hatte meinen Blick auf die Pharmaindustrie schon etwas getrübt.

Bis heute durchblicke ich nicht das ganze Ausmaß solcher Industrien und will mir das nicht vollends antun, wenn sich durch mein eigenes Verhalten hieran wenig ändert. Was mir bezüglich der Impfstoffherstellung in der Coronapandemie jedoch auffiel, waren die immensen Gelder, die auf einmal mobilisiert wurden. Es gab fragwürdige Fördermaßnahmen, wie ein Bericht im Deutschlandfunk zeigt. Hier sagte man: *„Der Ökonom (…) dagegen sieht die Beteiligung des Bundes an (…Name des Impfstoffes…) ‚sehr kritisch‘: ‚Insgesamt ist das in der Tat eine Wettbewerbsverzerrung, eine Ungleichbehandlung. Wenn der Bund das tut, dann müsste er eigentlich in alle relevanten Pharmaindustrien mit Eigenkapital einsteigen. Weitere Beteiligungen an Impfstoffherstellern ging der Bund nicht ein."*[30] Dann gab es Fördergelder für ein mittlerweile bekanntes Unternehmen von bis zu 375 Millionen Euro und man sagte, die Firma wolle dieses Geld zum Ausbau ihrer Produktionsanlagen nutzen.[31]

Dass die Impfstoffhersteller nicht rein altruistische Ziele hatten, sondern Börsengewinne eine Rolle spielten, wurde deutlich.[32] So hieß

---

30   https://www.deutschlandfunk.de/gesundheit-und-gewinne-das-rennen-um-den-corona-impfstoff.724.de.html?dram:article_id=486560.
31   EBd.
32   siehe auch https://www.deraktionaer.de/artikel/pharma-biotech/biontech-moderna-inovio-novavax-und-co-impfstoffentwickler-geben-gas-das-ist-der-stand-der-dinge-20200692.html und https://www.deraktionaer.de/artikel/pharma-biotech/biontech-deutscher-biotech-geheimtipp-vorstand-sean-marett-im-interview-20193233.html.

es unter anderem: *„Doch alles zusammen: Dividenden, Gewinne, Wachstumsphantasie, das geht in der Regel nicht von Anfang an und erst recht nicht bei Unternehmen aus so attraktiven Zukunftsbranchen wie Pharma- und Biotechnologie. Und das ist der Grund, warum diese Unternehmen dann lieber an die Nasdaq gehen. So geschehen bei ebenjenen deutschen Hoffnungsträger-Firmen: (…Name des Unternehmens…) ging genauso an die elektronische New Yorker Nasdaq-Börse, wie auch (…Name des Unternehmens…) das kurz nach dem Einstieg des Bundes tat. Im Bundeswirtschaftsministerium will man sich zu diesem Schritt nicht äußern."*[33]

Einen weiteren Punkt dieser immensen Förderungen sieht man in der wirtschaftlichen Erholung, sobald man einen Impfstoff habe. Dass dies wiederum die Konkurrenz der einzelnen Länder zueinander anfeuert und zu ungerechtem Wettbewerb und ungleicher Verteilung von Impfstoffen führt, liegt nahe: *„Man sieht jetzt schon, dass die Dauer der Pandemie in dem jeweiligen Land und in der jeweiligen Volkswirtschaft natürlich den Kurs der wirtschaftlichen Erholung mitbestimmt. Denn je länger ein Land im Lockdown ist, je stärker die Unternehmen leiden, je stärker der Arbeitsmarkt auch in die Knie geht, desto schwieriger und langwieriger ist die wirtschaftliche Erholung. […]. Der Wettbewerb um die Impfstoff-Entwicklung wird also auch zu einem Wettbewerb der nationalen Wirtschaften. In China zum Beispiel ist eine zweite Corona-Welle bislang größtenteils ausgeblieben. Die Wirtschaft und der Alltag normalisieren sich. Während das Bruttoinlandsprodukt in den meisten EU-Staaten oder den USA in diesem Jahr schrumpfen wird, dürfte es in China ganz leicht wachsen, trotz Pandemie. Es verschieben sich also auch die Gewichte zwischen den weltwirtschaftlichen Zentren."*[34]

---

33   https://www.deutschlandfunk.de/gesundheit-und-gewinne-das-rennen-um-den-corona-impfstoff.724.de.html?dram:article_id=486560.
34   Ebd.

Schaut man nochmal auf die Förderungen der einzelnen Pharmaunternehmen, wird deutlich, dass die Impfstoffentwicklung nicht nur rein aus menschlichem Mitgefühl motiviert wird, sondern knallhart wirtschaftliche Interessen verfolgt werden. So heißt es: *„Nicht nur vor diesem Hintergrund ist der Rekord-IPO auch für die Biotechszene in Deutschland von besonderer Bedeutung: Hauptkonkurrenten der US-Firma sind zwei deutsche Biotech-Start-ups: die von (...Name...) finanzierte (...Name...) AG in Tübingen sowie die (...Name...)-Gruppe, hinter der die früheren (...Name...)-Eigner (...Name...) als größte Geldgeber stehen. [...]. Mit (...Name...) liefern sie sich seit mehreren Jahren bereits einen Wettlauf um die führende Position auf dem Gebiet der Boten-Ribonukleinsäure (mRNA) – einer Substanzklasse, die aus Sicht ihrer Protagonisten das Potenzial für eine Revolution in der Arzneimittel-Therapie birgt. ‚Wir glauben, die Eigenschaften von mRNA können die Basis für eine neue, transformierende Kategorie von Medikamenten bilden‘, heißt es etwa im Emissionsprospekt von (...Name...).“[35]*

Interessant sind auch die Aussagen eines Tübinger Professors, der selbst an einem Impfstoff forschte und vor der Zulassung der ersten Kandidaten interviewt wurde: *„Allerdings läuft auf Seiten der Wissenschaftler und Ärzte einerseits und auf Seiten der Förderer und Behörden andererseits die Arbeit in einem enormen Tempo ab. Zusätzlich fließt für die Entwicklung viel Geld, und das besonders schnell. Es ist schier unglaublich. Wir wünschten uns bei der Malaria, dass wir da jemals auch nur einen kleinen Anteil von dem kriegten, was jetzt für COVID-19 rausgehauen wird. Dann hätten wir längst einen Impfstoff – aber das nur am Rande.“[36]*

---

35   https://www.handelsblatt.com/unternehmen/industrie/pharmabranche-die-rna-revolution-biotech-firmen-wetteifern-um-die-medikamente-der-zukunft/2373402
0.html?ticket=ST-27216291-Q7f4luGwYMo5nxfx0QD9-ap6.
36   https://www.laborjournal.de/rubric/hintergrund/hg/hg_20_11_01.php.

Warum kommen solche neuen Wirkstoffe ausgerechnet in einer Pandemie auf den Markt? Nutzt man hier eine Not, um ein neues Verfahren durch immense nun mögliche Förderung voranzutreiben? Es gibt Argumente, dass durch die neuen Technologien schneller auf Erregermutationen oder generell auf neue Erreger reagiert werden kann, und das mag wohl stimmen. Außerdem könne man mit den neuen Technologien viel schneller größere Mengen Impfstoff herstellen. Aber das ist die eine Seite. Die andere ist, dass seit Jahren ein regelrechter Hype um mRNA-Wirkstoffe gemacht wird, und ausgerechnet jetzt, wo unglaubliche Geldsummen zur Verfügung stehen, nutzt man diese Wirkweisen. Mir geht es weniger darum, welche potenziellen Nebenwirkungen hierbei auftreten könnten, als einfach um die Tatsache, dass eine neue Wirkstoffklasse ausgerechnet in einer Notlage auf den Markt kommt. Und dann sollen die Menschen bitteschön dankbar sein, dass es überhaupt einen Wirkstoff gibt. Gleiches geschah bereits bei der Entwicklung eines Ebolaimpfstoffes. Als es auf einmal für uns wirtschaftlich stärkeren Länder bedrohlich wurde und sich eine Pandemie anbahnte, wurde ein Impfstoff möglich. Im Dezember 2019 ließ man den auf der bis dato neuen Vektortechnologie basierenden Wirkstoff in einem Eilverfahren zu. Im Januar 2021 behauptete man bezüglich der Coronaimpfstoffe, die diese Technologie nutzen, es gäbe ja bereits solche zugelassenen Verfahren und die Methode sei nicht neu. Dabei ist dieses Verfahren mit Vektoren erst seit Ende 2019 im Umlauf und Langzeitwirkungen sind noch nicht absehbar. Darüber hinaus bezieht man sich hierbei ebenfalls auf ein eiliges Zulassungsverfahren. Darum frage ich mich, worum es eigentlich in einer solchen Krise geht? Doch wenn die Bevölkerung von solch immens schnellen Fortschritten aus Wissenschaft und Industrie profitiert und geschützt wird, dann erscheint es fast undankbar, mit neuen Technologien unzufrieden zu sein. Aber sind sie wirklich ehrenhaft entwickelt worden? Die Frage wird wohl nie vollständig geklärt werden beziehungsweise darf das jeder für sich selbst beantworten. Ein richtig oder falsch wird schwer zu definieren sein. Dass die neuen Technologien allerdings nur durch den Druck der Pandemie möglich wurden, verdeutlicht folgendes Zitat: *„Dass mRNA als Impfstoff grundsätzlich funktioniert, weiß man im Prinzip schon seit mehr als 30 Jahren. Für die pharmazeutische Nutzung und Optimierung dieses Prinzips waren jedoch sehr viele wissenschaftliche und technologische Fortschritte notwendig. Es gibt bisher allerdings noch keinen zugelassenen Impfstoff auf mRNA-Basis. Zum einen sind Pharmaunternehmen erst seit einigen Jahren auf die innovative Technologie aufmerksam geworden. Zum anderen sind Zulassungsstudien extrem teuer und konnten bisher durch die in der Regel vergleichsweise kleinen Biotechnologie-Unternehmen nicht allein gestemmt werden. Die Finanzierungsfrage hat sich durch die jetzige Pandemie entschärft.*"[37]

Was ich aber wirklich verwerflich finde, ist, dass die Hersteller mancher Impfstoffe die Länder unterzeichnen lassen, dass sie für Nebenwirkungen nicht haften.[38] Fand ich dies zunächst noch entrüstend, so stellten sich bald weitere Forderungen von Pharmaunternehmen gegenüber einzelnen Staaten dar.[39] Obwohl ich mich selbst oft als naiv bezeichne – so naiv bin selbst ich nicht, anzunehmen, dass nur altruistische Ziele hinter solchen Entwicklungen und Entscheidungen stecken. Nur haben wir tatsächlich wenig Einfluss. Manche unterstützen das Ganze sogar durch den Kauf von Aktien. Letztendlich treiben wir aber fast alle durch unser Konsum- und Reiseverhalten das Vorkommen von Pandemien voran, wovon letztendlich Lobby und Wirtschaftsunternehmen profitieren.

---

37 https://www.aerzteblatt.de/archiv/214122/Genbasierte-Impfstoffe-Hoffnungstraeger-auch-zum-Schutz-vor-SARS-CoV-2.
38 https://m.apotheke-adhoc.de/nc/nachrichten/detail/coronavirus/covid-19-impfstoffe-keine-haftung-fuer-hersteller/.
39 https://www.thebureauinvestigates.com/stories/2021-02-23/held-to-ransom-pfizer-demands-governments-gamble-with-state-assets-to-secure-vaccine-deal.

So blickte ich während des ersten Jahres der Coronapandemie in neue Abgründe von Wissenschaft und Politik und erkannte, welchen Einfluss Politik, aber vor allem die Industrie hat und wie sie die Wissenschaft für ihre Interessen sogar benutzen kann. Und dann frage ich mich, wenn wir auf einmal so viel Geld mobilisieren können, warum geht das nicht auch bei anderen Herausforderungen? Es gibt so viel Leid, das verhindert werden könnte.

Diese Tatsachen bringt der Schriftsteller Thomas Gisella in seiner Corona-Lehre treffend auf den Punkt:

„Quarantänehäuser spriessen,
Ärzte, Betten überall
Forscher forschen, Gelder fliessen –
Politik mit Überschall
Also hat sie klargestellt:
Wenn sie will, dann kann die Welt

Also will sie nicht beenden
Das Krepieren in den Kriegen
Das Verrecken vor den Stränden
Und dass Kinder schreiend liegen
In den Zelten, zitternd, nass
Also will sie. Alles das."[40]

In punkto *„Ärzte, Betten überall"* gehe ich mit Gisella nicht ganz konform. Aber im Kern trifft er schon den Punkt, dass wenn uns etwas wirklich wichtig ist, wir viel möglich machen können.
Am wichtigsten finde ich die Frage, wann wir unsere Aufmerksamkeit auf die Prävention, auf den Erhalt von körperlicher wie seelischer Gesundheit, insbesondere der Kinder, und auf den Schutz der Natur,

---

40   https://signaturen-magazin.de/thomas-gsella--die-corona-lehre.html.

deren Teil wir sind, legen? Es ist vermessen vom Menschen, zu denken, nur weil er die Macht hat, so viel zu zerstören, hat er auch das schöpferische Werkzeug, die Natur zu heilen und zu reparieren. Ich glaube, wir sind da der Natur weit hinterher. Darum ist es wichtiger, zu schützen und nicht zu zerstören. Es ist sinnvoller, die Natur sich selbst erholen zu lassen, uns mehr auf unsere eigene Gesundheit zu konzentrieren und mit statt gegen sie zu leben. Neue Arzneimittelinnovationen machen die Hoffnung, dass wir so unglaublich fähig sind, durch Wissenschaft zu heilen. Ich glaube persönlich, das ist nicht der richtige Weg. Wissenschaft hat ihren berechtigten Stellenwert und ja, ich mag sie sehr. Aber wir richten durch sie auch Schaden an und wägen uns in unechter Sicherheit. Das ist meine persönliche Sicht und geht schon ins Weltanschauliche hinein. Trotzdem ist es einen Gedanken wert, sich zu fragen, wollen wir so weitermachen wie bisher? Und falls nicht, wie könnten neue Wege aussehen? Warum mobilisieren wir alles für einen Kampf gegen ein Virus und scheuen uns davor, Energie in andere Herausforderungen, die genauso wichtig wären, zu lenken? Vergessen und ignorieren wir andere Bereiche nicht noch mehr oder verschieben sie auf „nach Corona"! Was, wenn es kein nach Corona geben wird?

Das Schwierigste ist, glaube ich, zu akzeptieren, dass selbst wenn man sehr viel zu wissen meint, man irgendwann an den Punkt kommt, an dem man zugeben muss, dass man eigentlich so vieles gar nicht weiß. Und dann kann nur das Bauchgefühl, die Intuition beziehungsweise das Herz entscheiden, welchen Weg man einschlägt. Die Infektionsforschung zum Schutz vor Zoonosen hat mir verschiedene Facetten der Wissenschaft, aber auch des Menschen an sich gezeigt. Es gab eine Zeit, da wollte ich unbedingt Zoonosenforscherin werden und hätte mir gewünscht, an einer Universität, Bundesforschungs- oder einem anderen wissenschaftlichen Institut zu wirken. Mein persönlicher Kompass navigierte mich jedoch immer wieder hiervon weg. In der Coronapandemie stellte ich erleichtert fest, froh darüber zu sein. Dies war somit in vielerlei Hinsicht lehrreich. Die Frage, die ich mir nun stellte, war: Gibt es eine andere Seite der Infektionsforschung? Denn neben den unerwünschten Bakterien oder Viren gibt es auch eine schützende Flora. Eigentlich könnte die Infektionsforschung einen ungemein wichtigen Anteil zum Schutz der Natur beitragen, nämlich wenn es um die Biodiversität, den Artenschutz, den Klimawandel und nicht zuletzt um die Prävention von Pandemien, von denen viele Zoonosen sind, geht.

Infektionsforschung und das große Ganze

Unsere dreijährige Tochter betrachtet auf einer Zeitungsseite das Foto der Welt vom All aus gesehen. Sie fragt mich: *„Mama, was ist das für ein Ball?"* Ich antworte: *„Das, mein Schatz, ist die Erde, der Planet, auf dem wir alle leben!"* Sie schaut mich an und sagt entsetzt: *„Mamaaa ... NICHT putt machen!"* Ob diese kleinen Kinderseelen weiser sind, als mancher zu glauben vermag?

Im Laufe der Coronapandemie, aber auch schon davor, fragte ich mich, ob eine andere Art der Infektionsforschung möglich sei. Eine Forschung, die nicht auf Angst und übertriebenem Sicherheitsdenken basiert, sondern deren Motivation das Miteinander von verschiedenen Lebensformen berücksichtigt und somit das große Ganze betrachtet. Ich erachte es schon als sinnvoll, die Symptome einer weltweiten für den Menschen bedrohlichen Seuche anzugehen, sei es durch schützende Impfungen oder präventive Verhaltensmaßnahmen. Doch will ich mich nicht darauf beschränken. Mittlerweile sehe ich, dass wir uns nur durch Arten- und Naturschutz vor weiteren Pandemien schützen können. Sollte uns das nicht gelingen, dann sehe ich auch einen Bedarf, sich mit dem Unvermeidbaren auseinanderzusetzen. Infektionserkrankungen und Epidemien wird es immer geben, aber Krisen im Ausmaß von Covid-19 sind nur durch unsere Lebensweise möglich. Und diese Fakten untermauert die Wissenschaft. Es ist ein Wissen, das Naturvölker, die im Einklang mit der Natur leben, intuitiv umsetzen. Doch der zivilisierte Mensch braucht diese anschaulichen, auf Fakten basierenden Erklärungen, um zu erkennen, dass er Teil der Natur ist und sich deren Kreislauf fügen muss. Das bedeutet nicht, dass wir uns nicht mehr entfalten können, im Gegenteil, vermutlich würde unser Leben dadurch sogar erfüllter. Und so sehe ich eine wirkliche Chance für uns Menschen, indem wir dazulernen und die Infektions- stärker mit der Biodiversitätsforschung verbinden. Diese

Art der Herangehensweise an Zoonosen ist eher die Wissenschaft, nach der ich suche. Und sie kommt sogar ohne Tierversuche aus. Diese Erkenntnis kam erst durch die Coronapandemie.

Es sind nicht die als „archaisch" betrachteten Buschvölker, wie dieser eine Herr Professor behauptete, sondern wir alle, die dieses Risiko für uns Menschen vorantreiben. Wenn wir es aber verhindern wollen, ist es notwendig, über die Ursachen aufzuklären. Hierbei geht es nicht darum, wieder neue Angst vor dem Klimawandel oder weiteren Pandemien zu schüren. Vielmehr gilt es, zu entdecken, dass wir Chancen haben, mit der Natur im Einklang zu wirken, als ganzheitliche Menschen und trotzdem fortschrittlich. Diese Weiterentwicklung beinhaltet für mich die Aufgabe, als Mensch bewusster und mitfühlender zu werden.

Mahatma Gandhi soll gesagt haben: *„What we are doing to the forests of the world is but a mirror reflection of what we are doing to ourselves and to one another."* Was richten wir eigentlich durch unsere Lebensweise an? Wollen wir solche Menschen sein? Oder erkennen wir in diesem Spiegelbild der Natur unser Potenzial und arbeiten an uns, erforschen neue Möglichkeiten? Ein Journalist fasste unsere derzeitige Situation einleuchtend zusammen: *„Wir reisen und bringen Viren mit, wir essen viel Fleisch – nur, weil hier nicht der Entstehungsort von Erregern ist, heißt nicht, dass Europa damit nichts zu tun hat."*[41] Auch in Lokalmedien berichtet man über diese Zusammenhänge: *„Nicht nur Viren breiten sich aus. Länder werden überflutet, Wälder brennen, Gletscher schmelzen, Ozeane erwärmen sich und Insekten sterben. Wir schauen zu wenig auf die Tatsache, dass ein überhebliches Mensch-Natur-Verhältnis viele unserer Probleme befeuert, meist sogar verursacht. Denn die großen*

---

[41]   https://www.riffreporter.de/naturschutz-biodiversitaet-trinkwasser/gefahr-neuer-pandemie-durch-naturzerstoerung-ipbes-schulze/.

Herausforderungen hängen zusammen: Klimawandel, der Verlust der biologischen Vielfalt und eben das Aufkommen ganz neuer Erreger, die uns Menschen immer wieder bedrohen. [...]. Zwei Beispiele, wie Erreger Artgrenzen überwinden, weil wir natürliche Ressourcen respektlos ausbeuten: Die Überfischung in den Küstengewässern vieler afrikanischer Staaten durch ausländische, oft westliche Flotten führt auch dazu, dass die lokale Bevölkerung verstärkt auf Buschfleisch zurückgreift. Das wiederum erhöht die Wahrscheinlichkeit, dass Krankheitserreger wie die für Ebola auf Menschen übertragen werden."[42]

Es wird deutlich, dass wir indirekt durch unser Konsumverhalten in fernen Ländern die lokalen Bevölkerungen aus ihren Habitaten vertreiben. Sie sind dann gezwungen, auf neue Nahrungsquellen zurückzugreifen, möglicherweise exotische Tiere aus Regenwäldern. Aber wenn es dann zur Übertragung von zoonotischen Erregern kommt, zeigen wir mit dem Finger auf diese vermeintlich unter uns entwickelten Menschen? Was für ein Weltbild haben wir, wenn wir so denken und vor allem andere Menschen so verurteilen?

Weiterhin heißt es: *„Die Beispiele zeigen unmissverständlich, dass unsere menschliche Gesundheit und unser Wohlergehen damit verknüpft sind, wie wir unseren Platz in der Natur als Teil der Natur definieren. Aktuell sehen wir Menschen uns als Herren der Erde. Wir üben Verfügungsgewalt aus. Wir nehmen uns, was wir wollen. [...]. Gesellschaften und ihre Regierungen konzentrieren sich auf das Hier und Jetzt. Sie kümmern sich nicht wirklich darum, ihre Rolle in der Natur neu zu bestimmen. Wir machen alle so weiter wie bisher – nehmen uns, was wir wollen, Warane für das heimische Terrarium oder Schuppentiere als exotische Delikatesse. Dass das Naturgefüge*

---

42   https://www.tagesspiegel.de/politik/artensterben-und-naturzerstoerung-dieses-virus-ist-auch-der-preis-unserer-ausbeutung-der-natur/25676216.html.

aus den Fugen geraten ist, wie der Klimawandel zeigt, nehmen wir zwar zur Kenntnis – aber ändern wollen wir aber nichts Grundlegendes. Ein paar Verbote vielleicht und etwas Geld für die WHO und die Infektionsforschung. Inmitten der Coronavirus-Krise wird augenfällig, wie verantwortungslos es ist, den schlechten Zustand von biologischer Vielfalt und Klima hinzunehmen. Seit Jahrzehnten zögern Politiker biodiversitäts- und klimafreundliche Entscheidungen heraus. Unbeirrbar verweisen sie darauf, dass sich unsere Wirtschafts- und Lebensweise schrittweise anpassen müssen. Dabei zeigt die Krise: Wenn Gefahr im Verzug ist, sind schnelle und konsequente Maßnahmen möglich."[43]

Dies bestätigen Journalisten, die über die Wissenschaft des Weltbiodiversitätsrates berichten: *„Der Mensch ist Teil der Natur und somit des Netzes. Von dieser Grundphilosophie sind wir auch bei dem globalen Bericht des Weltbiodiversitätsrates ausgegangen. Wir leben von der Natur. Alles, was wir zu uns nehmen, sind Elemente der globalen Biodiversität. Unsere Anbausysteme folgen den Gesetzmäßigkeiten natürlicher Prozesse, die wir uns zunutze gemacht haben und die wir nicht überstrapazieren dürfen. [...]. Je weiter entfernt wir von der Natur lebten und leben, umso mehr ging dieses Bewusstsein verloren."*[44]

Die entsprechende Wissenschaft, die über derartige Zustände aufklärt und neue Erkenntnisse zutage bringt, damit es uns erst möglich wird, die Auswirkungen unseres kleinen Handelns auf das große Ganze zu verstehen, nennt sich infektionsökologische Forschung. Entsprechende Studien wurden bisher nur selten ausgeführt. Warum ist das so? Antworten hierauf hat eine Wissenschaftlerin, die an Zoonoseerregern wie Corona forscht: *„Hier sind zwei Gründe zu*

---

43   Ebd.
44   https://www.nationalgeographic.de/umwelt/2020/03/biozoenose-das-netz-des-lebens.

nennen. *Zum einen sind solche Studien sehr aufwendig, denn dafür muss man in intakte Ökosysteme vordringen und unter einfachsten Bedingungen und größten logistischen Herausforderungen die Feldforschung durchführen. Dazu kommt, dass die Prävalenz solcher Erreger in intakten Ökosystemen sehr gering ist. Das erfordert eine intensive und lange Suche, bis Modellviren identifiziert oder bestimmte generalisierbare Muster erkennbar sind. Zum anderen werden solche Feldstudien zudem eher von Ökologen, Zoologen und Botanikern als von Vertretern der Veterinär- oder Humanmedizin durchgeführt. Während der ökologische Hintergrund bei solchen Studien meistens hervorragend vertreten ist, fehlen oft konkrete Daten zu Erregern und deren Eigenschaften. Für die Medizin ist die Erforschung des Ursprungs von Krankheiten und der Zusammenhänge, die zum Auftreten neuer Infektionskrankheiten geführt haben, ein relativ neues Forschungsfeld, das sich erst langsam entwickelt. Dabei sehen wir sehr deutlich, dass die Ökologie bei der Entstehung und Ausbreitung von neuartigen Infektionskrankheiten eine erhebliche Rolle spielt.*"[45]

Wie wichtig die Biodiversität der Ökosysteme, also der Pflanzen, Tiere, Bakterien, Viren und auch Pilze ist, verdeutlichen Wissenschaftler abermals: *„Die Biodiversität spielt eine wichtige und regulatorische Rolle und beeinflusst das Vorkommen, die Prävalenz[46] und Ausbreitung von Infektionskrankheiten. [...]. Schließlich trägt jede einzelne Tierart eigene Erreger in sich. In einem Ökosystem mit sehr vielen Tierarten gibt es nur eine recht geringe Zahl von Individuen, daher können sich die artspezifischen Viren nicht so gut ausbreiten. Insgesamt ist dadurch das Ökosystem ausbalanciert und auch das Vorkommen der Erreger ist dadurch im Gleichgewicht. In einem*

---

45   https://www.die-debatte.org/corona-interview-junglen/.
46   Als Prävalenz bezeichnet man die Häufigkeit einer Krankheit oder eines Symptoms in einer Bevölkerung zu einem bestimmten Zeitpunkt. Vgl. https://flexikon.doccheck.com/de/Pr%C3%A4valenz.

Ökosystem mit relativ wenig Tierarten hingegen ist die Zahl der Individuen einer Art größer und damit auch die Übertragungsdichte höher."[47]

Ein Mitarbeiter des Weltbiodiversitätsrats stellt diese Zusammenhänge nochmals bildhaft dar: *„Die Ausbreitung der Viren reguliert sich also schon allein dadurch, dass viele Arten nebeneinander existieren? Im Grunde genommen ja. Ähnliches kennen wir beispielsweise auch aus der Landwirtschaft. In einem artenarmen System können sich Schädlinge sehr einfach ausbreiten, weil die entsprechenden Gegenspieler fehlen. Demgegenüber gibt es in einem System, das vielfältiger ist, mehr Gegenspieler, die sich auf den Schädling stürzen und machen diese insgesamt widerstandsfähiger. Bei Infektionskrankheiten ist es vergleichbar: Denn in einem artenreichen System hat man eine ganze Reihe an potentiellen Wirten, die aber längst nicht alle geeignet sind, den Erreger auch weiterzugeben, so dass die Ausbreitung insgesamt erschwert wird. [...]. Wir müssen einfach das Risiko der Ausbreitung solcher neuartigen Infektionskrankheiten insgesamt minimieren, denn allzu oft können wir uns sowas nicht mehr leisten; und das gelingt nur, wenn wir im Umgang mit der Natur – und letztlich der Art und Weise, wie wir wirtschaften – umsteuern."*[48]

Im Grunde sind diese Erkenntnisse vergleichbar mit denen, die wir heutzutage bezüglich der Ausbreitung multiresistenter Krankenhauskeime haben. Dort, wo durch den Einsatz breitgefächerter, potenter Antibiotika die schützende Flora des menschlichen Mikrobioms zerstört wurde, können sich multiresistente Keime auf einmal ausbreiten. Eine intakte Hautflora zum Beispiel, die kurzen Kontakt zu einem solchen Erreger hat, kann diesen Keim in

---

47   https://www.die-debatte.org/corona-umwelt/.
48   https://www.die-debatte.org/corona-interview-settele/.

Schach halten. Vielleicht verschwindet er von selbst oder wir können ihn zumindest durch Händewaschen und Desinfizieren entschärfen. Aber wo keine schützende Flora vorhanden ist, da vermehren sich solche Bakterien ungehemmt. Und ähnlich ist es im Krankenhaus, wo zum Schutze der Übertragung von Infektionserregern ein hoher Hygienestandard eingehalten wird. Hier muss man aufpassen, denn multiresistente Erreger können sich in einem solchen Umfeld schnell verbreiten und es gibt dort viele vulnerable Patienten, für die diese Keime rasch bedrohlich werden. Daher wird hier eine Isolierung mancher Patienten vorgenommen. Dort ist es die sinnvollste Maßnahme zum Schutze von Menschen. Aber außerhalb dessen, in der uns umgebenden Umwelt, sollten wir keine krankenhausähnlichen Lebensbereiche kreieren. Darum zeigt der im vorherigen Kapitel erwähnte Veterinärprofessor Irrwege auf, wenn er behauptet, nur durch die abgeschottete Massentierhaltung könne man der Verbreitung von Infektionserkrankungen Herr werden. Es ist die Biodiversität und somit der Erhalt der vorhandenen Natur, die schützt. Mit Konsum lassen sich zukünftige Pandemien ebenso wenig aufhalten. Am Beispiel des Schutzes von Regenwäldern wird dies deutlich: *„Viele Wissenschaftler halten es daher für ökonomischer, existierende Wälder zu schützen, statt Bäume zu pflanzen."*[49]

Es wäre demnach vermessen, zu versuchen, biodiverse Zustände nachzuahmen oder wiederaufzubauen. Zu komplex ist das ganze System. Zerstören können wir dies gut, aber das sollte uns nicht zu der Schlussfolgerung veranlassen, dass wir es wieder reparieren könnten. Das Beste, das man tun kann, ist, Zustände zu schaffen, in denen sich die Natur selbst regeneriert. Dies braucht Zeit, manchmal über Generationen von Menschenleben. Aber es ist der einzige nachhaltige Weg, wenn wir als Menschen weiterhin Teil der Natur

---

49   https://www.zeit.de/2020/53/plant-for-the-planet-klimaschutz-organisation-mexiko-spendengelder/komplettansicht.

bleiben wollen. Alles andere, was wir derzeit in der Coronakrise tun, ist reine Symptombekämpfung. Es ist vergleichbar mit Zivilisationskrankheiten. Man kann Medikamente schlucken, aber eine Krankheit bekommt man erst in den Griff, wenn die Ursache angegangen wird. Dies wird in der Zeitschrift „Nature" unterstrichen: *„Die meisten Bemühungen, die Ausbreitung neuer Krankheiten zu verhindern, konzentrieren sich auf die Entwicklung von Impfstoffen, Frühdiagnose und Eindämmung, aber das ist wie die Behandlung der Symptome, ohne die zugrundeliegende Ursache anzugehen. [...]. Wir suchen nach Möglichkeiten, das Verhalten zu ändern, was direkt der Biodiversität zugute käme und Gesundheitsrisiken reduzieren würde. [...]. Meine Sorge ist, offen gesagt, dass die Menschen die Wälder noch mehr abholzen werden, wenn sie glauben, dass die nächste Pandemie von dort kommen wird."*[50]

Dass unsere Lebensweise im Kleinen Auswirkungen auf das große Ganze hat, wird immer deutlicher: *„Bei einer Fortsetzung der gegenwärtigen Lebensweise müssen sich die Menschen nach Einschätzung des UN-Biodiversitätsrats darauf einstellen, dass Pandemien in Zukunft häufiger auftreten und höhere Totenzahlen verursachen. Es gebe bei Tieren bis zu 850.000 Viren, die wie das neuartige Coronavirus Sars-CoV-2 auf Menschen überspringen könnten. Die Zerstörung von Naturräumen werde dazu führen [...], dass wir in Zukunft häufiger mit unbekannten Krankheiten konfrontiert werden [...]. So seien allein Änderungen der Landnutzung für rund 30 Prozent aller neuartigen Krankheiten verantwortlich. Ein weiterer Faktor sei der Klimawandel. Durch Änderungen von Lebensräumen kämen nun Tierarten in Kontakt, die vorher geografisch getrennt waren. [...]. Kritisch sehen die Forscher und Forscherinnen auch den*

---

50   https://www.nature.com/articles/d41586-020-02341-1?utm_source=Nature +Briefing&utm_campaign=0c2a3fff6f-briefing-dy-20200807&utm_medium=email&utm_ term=0_c9dfd39373-0c2a3fff6f-43471517. Übersetzt mit www.DeepL.com/Translator (kostenlose Version).

Fleischkonsum. Für die Viehzucht würden große Naturflächen zerstört.[51] Unser Reise- und Konsumverhalten gehört dazu, aber allen voran unsere Art, uns zu ernähren: *„Unser Lebensmittelsystem muss umgestaltet werden, um eine Lösung für Mensch und Natur zu werden, während wir uns von den Pandemien erholen. Lassen Sie uns klug darüber nachdenken, wie wir es in die nächste Normalität überführen. Ein System, das für Bienen funktioniert, ist das gleiche, das für uns funktioniert."*[52]

Was uns vor Pandemien schützt, das kommt gleichzeitig dem Klima und nicht zuletzt uns selbst zugute. Es geht nicht darum, zu glauben, wir Menschen könnten den Klimawandel auf einmal stoppen. Dann würden wir uns überschätzen. Klimawandel hat es immer schon gegeben, und davor können wir nicht weglaufen. Nur in der Geschwindigkeit, in der wir diesen befeuern, können wir und die Ökosysteme sowie die Tiere darin sich nicht schnell genug anpassen. Dies verdeutlicht veterinärmedizinische Forschung: *„Viele Tiere sind so an ihre Umwelt angepasst, dass sie erhebliche saisonale Schwankungen in einem oder mehreren Umweltparametern gut bewältigen. In jüngster Zeit müssen sich Organismen auf der ganzen Welt jedoch auch mit dem beschleunigten Klimawandel auseinandersetzen, der sowohl durch einen langsamen Anstieg der Durchschnittstemperatur als auch durch eine erhöhte Häufigkeit extremer Wetterereignisse gekennzeichnet ist. Um vorherzusagen, wie sich dies auf die Tierwelt auswirken wird, ist es wichtig, die Grenzen der ökologischen und physiologischen Strategien zu verstehen, die Tiere nutzen, um mit schwankenden Wetterbedingungen in ihren Lebensbereichen umzugehen."*[53]

---

51   https://www.zeit.de/politik/deutschland/2020-10/biodiversitaet-svenja-schulze   - umweltschutz-pandemie-forschung.
52   https://medium.com/@WWF/more-pollinators-fewer-pandemics-a-food-syste m-for-the-next-normal-e5da6ea73d02 Übersetzt mit www.DeepL.com/Translator (kostenlose Version).
53   https://www.vetmeduni.ac.at/de/infoservice/presseinformationen/presseinfo

Durch derartige Wissenschaft erkennen wir, wie sinnvoll es ist, bei sich selbst anzufangen, bescheiden zu werden und sich um die Biodiversität und den täglichen normalen Konsum zu kümmern. Dies erscheint allerdings oft schwierig. Vermutlich, weil uns Wissen fehlt, es an Vorbildern mangelt, aber auch, weil die Gewohnheit da ist. Das Widerstreben vor Veränderungen ist bei vielen von uns deutlich ausgeprägt. Stattdessen agieren wir im Außen, engagieren uns ein bisschen hier und da und zeigen dann selbstgefällig mit dem Finger auf die, die es vermeintlich falsch machen. Es ist einfach, andere zu beschuldigen. Dies betrifft auch kritische Äußerungen, die ich in diesem Buch gemacht habe. Es selbst besser zu machen oder zumindest so, wie man es gerne hätte, das zeigt einem die wahre Herausforderung. Zum einen verstehen wir dann vielleicht die Menschen, auf die wir den Finger richten. Zum anderen brauchen wir sie nicht mehr belehren, denn wir sind zu sehr damit beschäftigt, selbst den gewünschten Weg auszuprobieren. Sollten wir mit unseren Werken zufrieden sein und diese sich bewähren, werden automatisch andere unserem Beispiel folgen. Fangen wir also bei uns selbst an! Gestehen wir dabei auch eigene Fehler ein, werden uns unserer Unperfektheit bewusst, ruhen uns aber nicht darauf aus, so nach dem Motto: „Ich bin halt so." Wenn wir an uns arbeiten, dann hat das eine Wirkung auf das Außen, in vielerlei Weise. Lasst uns aufhören, anderen etwas vorzuwerfen, ihnen vorzuschreiben, sie müssten anders handeln! Dies führt meist nicht zu Veränderung. Nur das Aufzeigen von Ursachen und der Wandel von innen heraus bringen wahren Wandel. Aufzuklären, dabei aber nicht zu belehren oder vorwurfsvoll zu sein, das ist schon eine Kunst. Wenn uns dies gelingt, entbindet es uns allerdings nicht von der Verantwortung, wehrlose und unschuldige Lebewesen zu schützen und ein klares Nein zu vermeidbarem Leid anderer auszusprechen.

---

rmationen-2021/klimawandel-anpassungsstrategien-der-tierwelt-nur-teilweise-ausreiche
nd/?fbclid=IwAR1ULXa-7dOI7ijbspG04nwIbvVm5UewI5KWoGhnqEG3Cyds0P-MsghBe xQ.

Wenn ich die oben beschriebene Infektionsforschung betrachte, die Ökologie, Naturräume, Menschen und Tiere verbindet, tritt das in Resonanz mit meinem Inneren. Ich merke, dies ist der eigentliche Grund, warum mich Infektionserreger so faszinieren. Diese Art Wissenschaft zeigt auf, wie eng vernetzt alles ist und dass jedes kleine Lebewesen einen Einfluss, aber noch viel wichtiger eine Aufgabe im Sinne aller in diesem Gesamtsystem hat. Sie stellt nicht ihren Intellekt über die Geheimnisse der uns umgebenden Natur, sondern sieht sich als Teil dessen. Wissenschaft hat ihren berechtigten Stellenwert und ist wertvoll, wenn sie sich dieser Aufgabe verpflichtet.

Was mich persönlich betrifft, möchte ich nun Teil dieser Art Wissenschaft werden? Ganz ehrlich, das weiß ich noch nicht. Ich habe herausgefunden, dass es diese Art Forschung ist, nach der ich eigentlich suchte. Diese sowie die tierversuchsfreie Wissenschaft stimmen mit meinen Werten und Motivationen überein. Aber ist es das, wonach ich mich im Innersten sehne? Würde sich durch das wissenschaftliche Arbeiten an diesen Themen das Gefühl einstellen, das mir immer mal wieder begegnet, mein innerer Kompass wurde und mich durch das private wie berufliche Leben navigierte? Da ist noch mehr zu entdecken. Und darum frage ich mich: *„Was will ich und was will ich wirklich? Wissenschaft, lass ich es SEIN, oder Wissenschaft, komm, lass uns SEIN?"*

Was will ich und was will ich wirklich?

Vor ein paar Jahren, mitten im Berufsleben stehend, hatte ich in meiner Freizeit kurze Erfahrungen mit Yoga gemacht, mich dann aber doch wieder dem Tanz verschrieben. Eines Tages bekam ich überraschend einen Newsletter eines Yogastudios, in dem ein Wochenendkurs über Achtsamkeit stattfand. Dies machte mich neugierig, hatte ich zuvor nie Kontakt hierzu gehabt und konnte mir nichts darunter vorstellen. Und so lag ich irgendwann auf einer Matte und sagte mantramäßig: *„Wenn ich einatme, atme ich ein, wenn ich ausatme, atme ich aus."* Es gefiel mir. Den absoluten Aha-Effekt hatte ich, als die Kursleiterin verkündete, dass man nicht mehrere Gedanken gleichzeitig denken könne. Sowas wie Multitasking im Gehirn gäbe es nicht, dies wären nur schnell hintereinander ablaufende Impulse. Als sie dann erklärte, dass das bewusste Aufsagen eines mentalen Satzes das Aufkommen anderer Gedanken verhindere, machte es endgültig Klick. Ich probierte es aus und konnte auf einmal den sonst unfreiwilligen Grübelspiralen entkommen – und das ganz bewusst.

Ich komme nicht umhin, zu erwähnen, dass sich durch die Auseinandersetzung mit solchen Methoden in den letzten Jahren mein Weltbild erweitert hat und ich offener für gewisse Erfahrungen und Sichtweisen geworden bin. Mittlerweile ist mir auch wichtig, dass der Weg ins Innere des eigenen Körpers geht. Die Reise findet nicht vergeistigt in anderen Sphären statt, sondern durch den Körper hindurch. Manche beschreiben es so, dass man den Geist in den Körper fallen lässt und so das Herz aktiviert. Was man dann denkt und zu welchen Erkenntnissen man kommt, ist von mehr Mitgefühl geprägt, als wenn man nur im Kopf über etwas nachsinnt. Geist und Körper sind eine Einheit und könne nur harmonisch in ebendieser agieren.

Dieses Zusammenspiel, eine Kombination aus Achtsamkeit, Meditation und In-den-Körper-Spüren, könnte man doch in andere Bereiche des Lebens einbringen. Ich fragte mich, ob es dadurch möglich wäre, mehr Mitgefühl in die Forschung zu bringen. Welch ungewöhnliche, aber nicht abwegige Vorstellung, wenn Forscher hin und wieder mal meditieren würden. Wenn Wissenschaftler ihren Geist ins Herz fallen ließen, wäre ihre Forschung von Mitgefühl geprägt. Und nebenbei fördert gerade die Meditation die geistige Konzentration sowie die Kreativität – beides nicht zu unterschätzende Eigenschaften. Ob so etwas möglich ist, diesen Fragen möchte ich im nächsten Kapitel näher auf den Grund gehen.

Ich habe mit der Zeit für mich selbst erkannt, dass das, wonach ich eigentlich suchte, gar nicht im Außen lag. Es gab immer ein Gefühl von Resonanz und eine Art inneren Kompass, der alles Erlebte mit meinen Werten und dem inneren Gefühl abzugleichen schien. Dadurch, dass ich mittlerweile Achtsamkeit und Meditation praktiziere, komme ich diesem Gefühl immer häufiger näher. Es ist das Spüren des Lebensmitgefühls, das ich häufig empfand, wenn sich etwas richtig oder stimmig anfühlte. Ob auch andere Wissenschaftler vor ihrer Forschung derart in sich gehen? Ich wünsche es mir, im Sinne allen Lebens.

Von verrückten und von mitfühlenden Wissenschaftlern

Ich erkannte, dass das Spüren des Lebensmitgefühls, diese Resonanz mit dem Leben, der tiefere Sinn meiner bisherigen persönlichen Reise war. Findet man dies auch im Bereich der Wissenschaft? Ließe sich hierdurch Leid, das vielerorts unnötig geschaffen wird, verhindern? Sind Intuition und Mitgefühl mit der Forschung, die doch so bemüht ist, immer objektiv zu bleiben, vereinbar? Ich suchte nach Antworten und fand außergewöhnliche, vor allem aber mitfühlende Wissenschaftler.

Was die Intuition betrifft, so schöpften insbesondere bedeutsame Forscher aus ihr. Man nehme einmal den Nobelpreisträger für Chemie Kary Mullis. Als er die Idee für die Polymerase-Kettenreaktion (PCR) erhielt, saß er nicht grübelnd in seinem Labor. Er berichtete über seine ungewöhnliche Entdeckung, die er bei Mondschein machte: *„Manchmal kommt einem eine gute Idee, wenn man nicht danach sucht. Durch eine unwahrscheinliche Kombination von Zufällen, Naivität und glücklichen Irrtümern kam mir eine solche Offenbarung an einem Freitagabend im April 1983, als ich mich am Lenkrad meines Autos festhielt und die mondbeschienene Bergstraße in das nordkalifornische Redwood-Land entlangfuhr. So stolperte ich über ein Verfahren, das eine unbegrenzte Anzahl von Kopien von Genen herstellen konnte, ein Verfahren, das heute als Polymerase-Kettenreaktion (PCR) bekannt ist."*[54] Der Einfall zu dieser die wissenschaftliche Welt verändernden Methode kam ihm beim Durch-das-Mondlicht-Fahren und an nichts Bestimmtes denkend. Die eine Sache ist, wie man aus solchen intuitiven Momenten schöpfen kann. Die andere ist, was man daraus macht. Mullis schien ein innovativer

---

54   http://www-rak.biologie.uni-freiburg.de/zweitsemester/Mullis-PCR.pdf.
Übersetzt mit www.DeepL.com/Translator (kostenlose Version).

und die Dinge von verschiedenen Seiten betrachtender Mensch gewesen zu sein, was an sich kreativ erscheint. Er hatte verrückte Ideen über das Umkehren der Zeit und er widersprach Kollegen, was nicht ungewöhnlich in der Wissenschaft ist. Allerdings leugnete er den Zusammenhang von AIDS und HIV und gründete sogar eine entsprechende Vereinigung. Darüber hinaus glaubte Mullis an Außerirdische und UFOs, bestritt das Ozonloch sowie den Klimawandel.[55] Die Mittel zu nutzen, ist somit das eine, aber aus welcher Motivation heraus man dies tut und was man mit den Ergebnissen anfängt, eine andere. Was Mullis betrifft, habe er auch Substanzen wie LSD konsumiert.[56] Wer weiß, welche Effekte dies auf seine Schlussfolgerungen gehabt hat? Was allerdings seine Methode betraf, zu den Erkenntnissen der PCR zu kommen, so kann man es nicht anders beschreiben, als dass er regelmäßig meditierte, denn er beschrieb es folgendermaßen: *„Ich mochte Nachtfahrten; jedes Wochenende fuhr ich in den Norden zu meiner Hütte und saß drei Stunden lang still im Auto, die Hände verdeckt, den Kopf frei. In dieser speziellen Nacht dachte ich über mein geplantes DNA-Sequenzierungsexperiment nach. [...]. In dieser Nacht war die Luft gesättigt mit Feuchtigkeit und dem Duft von blühenden Kastanien."[57]* Man kann erahnen, dass er sich in einem meditativen Zustand befand, wenn er das dreistündige stille Sitzen im Mondschein erwähnt, ein Gefühl des klaren Kopfes beschreibt und dass er seine Umgebung mit allen Sinnen wahrnahm.

Humorvoll liest sich auch die Entschlüsselung der DNA durch die späteren Nobelpreisträger Watson und Crick. Dies hatte ihnen allerdings niemand zugetraut, denn der eine war bekannt dafür, seine Kollegen schwafelnd zu nerven, der andere schien mehr Interesse an

---

55   https://de.wikipedia.org/wiki/Kary_Mullis.
56   https://en.wikipedia.org/wiki/Kary_Mullis#Use_of_hallucinogens.
57   http://www-rak.biologie.uni-freiburg.de/zweitsemester/Mullis-PCR.pdf.
Übersetzt mit www.DeepL.com/Translator (kostenlose Version).

Tieren als an Chemie oder Physik zu haben. Zum einen nannte man sie scherzhaft wissenschaftliche Clowns, sprach ihnen aber auf der anderen Seite Angriffslust und Ehrgeiz zu. Es fehlte an wissenschaftlicher Verbissenheit, obgleich ihr Ziel, die DNA zu knacken, feststand. Sie hatten demnach einen Fokus, nur keinen klaren Weg vor Augen. Man merkt ihnen ihre Begeisterung an, wenn sie behaupteten, die DNA sei das Geheimnis des Lebens, während andere Kollegen es eher als dummes Molekül bezeichneten. Sie erwähnten, dass sie die Struktur entschlüsselt hätten, weil sie mehr als jeder zuvor daran interessiert waren. Es war somit ehrliches Interesse, Begeisterung und ein klarer Fokus, aber fernab von Verbissenheit oder engstirnigem Gegrübel, was sie praktizierten. Allerdings erscheinen die beiden Herren eher an einer Art Wettkampf interessiert gewesen zu sein. Was man dann mit der entschlüsselten DNA anfangen wollte, war nicht von Bedeutung. Es war reine Neugier gepaart mit Ehrgeiz.[58]

Intuition, ein klarer Fokus, Durchhaltevermögen, dies alles sind Eigenschaften, die namhafte Wissenschaftler voranbrachten. Insbesondere bei Einstein findet man sie wieder. Die Frankfurter Allgemeine hebt ihn als Vorbild für Nachwuchswissenschaftler hervor: *„Der berühmte Physiker hat Maßstäbe für die Nachwuchsförderung gesetzt, ohne es zu ahnen. Die Nase als Sinnbild für wissenschaftliche Kreativität, die Stirn als Symbol für außergewöhnliches Beharrungsvermögen – genial! Albert Einstein ist eine intellektuelle Ikone. Wer sich auf seinen Intellekt etwas einbildet, trägt sein Konterfei auf dem T-Shirt oder kultiviert eine ähnliche Frisur."[59]* Ist es wirklich das, was Einstein meinte, oder verstehen ihm nacheifernde Wissenschaftler das falsch? Einstein soll behauptet haben: *„Der*

58   https://www.zeit.de/wissen/geschichte/2013-04/dna-struktur-entdeckung-crick-watson?utm_referrer=https%3A%2F%2Fwww.google.com%2F.
59   https://www.faz.net/aktuell/wissen/geist-soziales/das-geheimnis-der-genies-einsteins-paedagogische-formel-14318085.html.

intuitive Geist ist ein heiliges Geschenk und der rationale Verstand ein treuer Diener. Wir haben eine Gesellschaft erschaffen, die den Diener ehrt und das Geschenk vergessen hat.[60] Heutzutage und vermutlich auch zu damaligen Zeiten heiligte man den rationalen Verstand mehr als jegliche Gefühle. Der genannte Zeitungsartikel verdeutlicht dies: *„Zu allem Überfluss schwebt das Konterfei des berühmten Physikers wie ein kosmischer Sehnsuchtspunkt über den Köpfen der Bildungstheoretiker, die sich bemühen, wissenschaftliche Exzellenz am Schreibtisch zu planen. Aus einem solchen Holz müssten unsere künftigen Geistesheroen geschnitzt sein! Albert Einstein hätte sicher gelacht. Im Unterschied zu den Menschen, die ihn bewundern, bildete sich der Physiker auf seine analytische Intelligenz, die wir heute wie ein goldenes Kalb umtanzen, wenig ein. Auch gängigen Exzellenzinitiativen und Hochbegabtenprogrammen wäre er mit Skepsis begegnet.*[61]

Es ist dieses Goldene Kalb, das die Wissenschaft und alle sie Huldigenden umtanzen, wobei der Geist der Wissenschaft im Grunde frei und kreativ ist. Dass die meisten Wissenschaftler diesen Irrweg gehen, verdeutlichen Diskussionen, die ich mit Kollegen führte. Zeigte ich den oben zitierten Zeitungsartikel, wurden mir im Gegenzug Beispiele der Impfstoffhersteller in Coronazeiten genannt mit dem Hinweis, dass diese den Geist der Wissenschaft leben würden. Und dass hierfür Durchhaltevermögen sowie knallharte Durchsetzungskraft vonnöten seien. Einen Fokus zu haben und eine Vision immer weiter zu verfolgen, ist für mich allerdings etwas ganz anderes. Mut wird in dem Artikel als eine weitere Eigenschaft Einsteins genannt, und das stimmt, denn es braucht diesen, um eine Meinung zu äußern, vor allem in Gegenwart Andersdenkender. Es

---

60   Vgl. https://www.focus.de/wissen/mensch/neurowissenschaft/psychologie-die-intelligenz-der-gefuehle_aid_201408.html.
61   https://www.faz.net/aktuell/wissen/geist-soziales/das-geheimnis-der-genies-einsteins-paedagogische-formel-14318085.html.

kann sein, dass man im Recht ist und trotzdem ein harter Gegenwind weht. Oder aber man irrt sich, auch dann muss man sich manchmal diesen Angriffen aussetzen.

Wie wichtig ist in diesem Zusammenhang der heutzutage so hoch gepriesene IQ? Was zählt ein Studium in Rekordzeit? Oder ist am Ende doch der Kuss der Muse wichtiger, weil er einem geniale Einfälle beschert?[62] Ich denke: weder noch. Es braucht beides für die Wissenschaft. Denn man kann ein Genie mit genialen Einfällen sein; ohne Struktur und Durchhaltevermögen wird man eher im eigenen Chaos versinken. Dagegen wird ein starrer, verkopfter Intellekt nie etwas Innovatives, geschweige denn Warmherziges hervorbringen. Es muss auch nicht jeder ein Nobelpreisträger sein, um etwas Gutes für andere Lebewesen zu tun, ganz und gar nicht. Ich bringe diese Beispiele bekannter Wissenschaftler an, um zu zeigen, welche Instrumente sie nutzen. Diese Methoden kann jeder in seinem eigenen Wirkkreis anwenden.

Wichtiger ist es mir, herauszufinden, wie man bewusst Mitgefühl in die Wissenschaft einbringen kann. Denn wie oft wurden bahnbrechende Forschungsergebnisse publiziert, die im Nachhinein für leidvolle Zwecke missbraucht wurden? Auf der Suche nach dem Mitgefühl in der Wissenschaft nutzte ich folgende Frage: Möchte ich mit den hier aufgeführten Wissenschaftlern zusammenarbeiten oder gar Zeit verbringen? Waren es Menschen mit Herz, denen Werte wichtiger waren als die eigenen Errungenschaften? Man wird es nicht mehr herausfinden, aber ich für meinen Teil möchte weder mit Mullis noch mit Watson und Crick den Urlaub verbringen. Was zeichnet Menschen aus, die sich der Begrenztheit ihres rationalen Geistes bewusst sind und sich einer größeren Wahrheit verschreiben? Neben der Freude am kreativen Schaffen und ihrer Wissbegierde ist es das Mitgefühl,

---

62   Ebd.

das sie motiviert. Einstein spricht sich ebenfalls hierfür aus: *„Es beelendet mich immer, wenn eine feine Intelligenz nicht mit einem guten Charakter gepaart ist."*[63]

Wo gibt es sie, die mitfühlenden Forscher, die die Welt durch ihre Wissenschaft bewegen, auch wenn sie nicht so knallhart nach vorne preschen wie ihre kalkulierenden Kollegen? Was das Mitgefühl in der Forschung betrifft, so ist allen voran die Primatenforscherin Jane Goodall zu nennen. Wenn man ihre Autobiografie liest, wird klar, dass sie keine klassische Wissenschaftlerin ist, sondern Sekretärin ohne Universitätsabschluss. Trotzdem ermächtigte man sie aufgrund ihrer außerordentlichen Begabung zur Forscherin. Dass es mehr braucht, um gute Wissenschaft zu praktizieren, macht sie deutlich. Was ihre Arbeit und ihr Durchhaltevermögen ausmachten, waren ihre Begeisterung und ihre Faszination für das Leben sowie ihr unermesslich großes Mitgefühl und die Liebe für andere Mitgeschöpfe.[64] Goodall erfuhr Kritik, als sie ihren Primaten Namen statt Nummern gab und ihre Persönlichkeiten hervorhob. In einer von Objektivität geprägten Wissenschaft war dies undenkbar. Noch dazu schien es provozierend zu sein, dass dieses Umdenken von einer Frau angestoßen wurde, die zuvor keine akademische Ausbildung genossen hatte.[65]

Was den wissenschaftlichen, kühlen Umgangston betrifft, der die Objektivität über das Mitgefühl erhebt, stellt es der Förster und studierte Diplom-Forstingenieur Peter Wohlleben[66] treffend dar, wenn er seinen eigenen Werdegang beschreibt: *„Ich merkte schnell, wenn ich zu viele Fachausdrücke benutzte, viel zu sachlich und nüchtern beschrieb, was mir eine Herzensangelegenheit war: das wunderbare*

---

63   Vgl. Albrecht Fölsing (1993): Albert Einstein: eine Biographie.
64   Jane Goodall: Grund zur Hoffnung (2001).
65   https://de.wikipedia.org/wiki/Jane_Goodall.
66   https://de.wikipedia.org/wiki/Peter_Wohlleben.

Ökosystem Wald und seine Gefährdung. Bei Vorträgen war die Reaktion subtil, aber dennoch schmerzhaft. Denn sobald bei den ersten Zuhörern die Augenlider zuklappten, war mir klar, dass ich zu trocken erzählte. Im Laufe der Jahre kam ein emotionaler Grundton hinzu, der wesentlich mehr meiner inneren Einstellung entsprach. Man kann auch sagen: Ich öffnete mich und ließ statt meines Gehirns mein Herz sprechen. [...]. Doch spätestens mit dem Buch ‚Das geheime Leben der Bäume' wurde aus fachlichen/forstlichen Kreisen Kritik laut. [...]. Statt sich allerdings mit meinen Themen auseinanderzusetzen, setzten die meisten Kritiker aus forstlichen Kreisen an anderer Stelle an: Meine Sprache sei zu emotional, meine Beschreibungen würden Bäume und Tiere vermenschlichen, das sei wissenschaftlich nicht korrekt. Doch kann eine Sprache ohne Emotionen überhaupt menschlich sein?"[67]

Wissenschaft ist unser Diener und unser Instrument, nicht mehr, aber auch nicht weniger. Wofür wollen wir sie nutzen? Was zählt, ist unsere Absicht, mit der wir Forschung betreiben! So setzt sich Jane Goodall dafür ein, dass Wissenschaft von Empathie und Intuition geprägt wird, damit sie helfen kann, Leid in der Welt zu verringern. Sie sagt: *„Wir sind die intellektuellste Kreatur, die jemals auf dem Planeten Erde gewandelt ist. Wie ist es möglich, dass wir unsere eigene Heimat zerstören? [...] Eines der großen Probleme mit der Wissenschaft, das zu einer Menge ungewollter Grausamkeiten führt, ist die Trennung zwischen Kopf und Herz. Die Vorstellung, dass ein guter Wissenschaftler völlig objektiv sein muss und dass Emotionen nicht ins Spiel kommen dürfen, ist meiner Meinung nach völlig falsch. Nur wenn Kopf und Herz in Harmonie arbeiten, können wir unser wahres menschliches Potenzial erreichen."*[68]

---

67   Peter Wohlleben: Das geheime Netzwerk der Natur (2017)

68   https://www.masterclass.com/classes/jane-goodall-teaches-conservation?ut m_source=Paid&utm_medium=Facebook&utm_term=Aq-Prospecting&utm_content=Vi deo&utm_campaign=JG&fbclid=IwAR1Wa_FRsXTzz7viKyxo3Itq2XSvjuATQoW68JkLSA-

Dass es viele Wissenschaftler gibt, die genau diese Absicht haben, etwas der Menschlichkeit Dienliches durch ihre Forschung zu erschaffen, verdeutlicht die Aussage des aus der wissenschaftlichen Gesellschaft ausgetretenen Geologen, der bereits zuvor genannt wurde. Betont er doch, dass er einer Wissenschaft dienen wolle, die einer umfassenden Menschlichkeit verpflichtet ist.[69] Ich vermute, dass die allermeisten Forscher dies ebenfalls anstreben, aber vielleicht nicht wissen, wie sie diese Absicht umsetzen können, oder aber nicht merken, dass ihre Taten mit diesen Absichten nicht übereinstimmen. Auch ich ersuchte, durch das immer weitere Eintauchen in die Wissenschaft Lösungen zu finden. Aber es funktionierte nicht. Das, was ich suchte, fand ich woanders, und ich merkte gleichzeitig, es fehlt etwas in der Forschung. Gefühle klammert die Wissenschaft aus. Aber auf der anderen Seite, wenn sie kritisiert wird, argumentiert sie häufig nicht minder emotional. Dies habe ich in Tierversuchskommissionen und tagtäglich an den Unis erlebt. Nicht zuletzt braucht man nur die Diskussionen von Wissenschaftlern auf Kongressen zu beobachten. Man wird schnell merken, dass sich Gefühle nicht ausklammern lassen, es sei denn, wir vergeistigen völlig, doch wie sollen wir dann noch weltliche Angelegenheiten wahrhaft angehen können?

„Intuition ist ein sehr wichtiger Teil der Wissenschaft, weil sie Ihnen eine Idee gibt. Und wenn Sie diese Idee haben, dann können Sie entscheiden, ob Sie sie auf wissenschaftliche Weise beweisen oder widerlegen wollen. Aber wenn Sie die Empathie nicht dazu bringen, Ihnen diese neuen Ideen zu geben, dann kann das niemals geschehen"[70], sagt uns abermals Jane Goodall – wie Recht sie doch

---

78Vz8RFJ_p-qW9vU Übersetzt mit www.DeepL.com/Translator (kostenlose Version).
69   https://www.epochtimes.de/meinung/gastkommentar/tuebinger-professor-tritt-aus-akademie-der-wissenschaften-aus-a3417187.html?fbclid=IwAR07lJ7dTgur-19k32pQ2Co8hiTJjfrl4PAKUBzES8-gcQBh4FLHWA4P9Gw.
70   https://www.masterclass.com/classes/jane-goodall-teaches-conservation?ut m_source=Paid&utm_medium=Facebook&utm_term=Aq-Prospecting&utm_content=Vi

hat! Wollen wir unsere Dienste der Wissenschaft für die Menschlichkeit nutzen, gehören Intuition und Mitgefühl unabdingbar zueinander. Und dann macht es sogar wahre Freude, zu forschen, denn Kreativität ist Lebensfreude pur. Wenn wir das Gefühl haben, von Mitgefühl durchdrungen zu sein, was könnte uns mehr beglücken, auch als Wissenschaftler?

Lasst uns meditieren und berührt sein

Man kann Lebensmitgefühl in die Wissenschaft einbringen und sie davon durchdringen lassen. Aber man kann nicht andersherum dieses Lebensmitgefühl wissenschaftlich untersuchen.

Mit dem Thema Intuition befassen sich mittlerweile einige Forscher. In einem journalistischen Bericht heißt es: *„Wir müssen anfangen, besser zu denken. Dazu müssen wir aber nicht stunden- oder tagelang über unsere Entscheidungen nachdenken. Tatsächlich geht es vielmehr darum, uns ein bisschen mehr mit unserer inneren Stimme zu verbinden."*[71] Wie wichtig dies für das Wirken im Sinne der Menschlichkeit ist, wird ebenfalls deutlich: *„Darüber hinaus weist der Psychologe (...Name...) des (...Name...)-Instituts, darauf hin, dass eine intuitive Person immer einen Unterschied in der Gesellschaft bewirken wird."*[72] Menschen würden ihr Bestes geben, wenn ihre Intelligenz mit ihrer Intuition harmonisch zusammenarbeitet. Dies ist nichts anderes, als Jane Goodall zuvor beschrieb, wenn sie sagte, nur wenn Herz und Kopf zusammenwirken, könne ein Mensch sein gesamtes Potenzial entfalten. Forscher konstatieren heutzutage sogar: *„Gerade unter dem Einfluss dieser Kombination treffen wir bessere Entscheidungen, weil wir dabei sowohl die Argumentation als auch unser Gefühl anwenden, um ein angemessenes Gleichgewicht zu erreichen."*[73]

Dass beide zusammenarbeiten müssen, sowohl Kopf als auch Herz, verdeutlicht folgendes Beispiel: *„Beachte, dass der Arzt sich auch dafür entscheidet, von seiner Intuition Gebrauch zu machen, von dem Sinn, den ihm die Erfahrung, sein Gepäck und sein klinisches Auge*

---

71   https://gedankenwelt.de/wenn-intelligenz-und-intuition-zusammenarbeiten/.
72   Ebd.
73   Ebd.

verleihen. Er weiß, dass seine innere Stimme ihn schneller reagieren lässt, aber es ist immer besser, beide Bereiche der Intelligenz zu nutzen: Vernunft und Intuition; und natürlich auch die Vermutungen, die auf seinen früheren Erfahrungen beruhen."[74] Diese Anschauung verdeutlicht, warum auch der Kopf wichtig ist. Es bringt nichts, zu behaupten, jegliche Wissenschaft sei völlig verkopft und böse, während man nur mit dem Herzen schauen sollte. Wenn wir so versuchen, zum Beispiel als Arzt oder Heilpraktiker oder sonstige helfende Person zu agieren, kann es sogar passieren, dass wir jemandem schaden. Denn woher wissen wir, dass dies nun wirklich Intuition war und nicht gerade irgendein Trigger, eine Projektion oder ein unechtes körperliches Gefühl, das vom Unterbewusstsein geschickt wurde, auf das wir ebenso unbewusst emotional reagieren? Wenn wir uns allein hiervon leiten lassen, können wir möglicherweise sogar Schaden anrichten. Wenn nur Gefühle eine Tätigkeit leiten, kann es auch schwer werden, wirklich heilende Tätigkeit von sogenannter Scharlatanerie zu unterscheiden. Dies ist ein Grund, warum gerade früher die Objektivität in den wissenschaftlich-heilenden Berufen so sehr in den Vordergrund gestellt wurde und man sich vehement dafür einsetzte, dass medizinische Tätigkeiten nur ausgeübt werden durften, wenn ein entsprechender universitärer Abschluss vorlag. Ich denke, wenn es heutzutage noch Spannungen zwischen approbierten Ärzten und Heilpraktikern gibt, dann hat dieser historische Hintergrund sicher eine Bedeutung. Auf der anderen Seite bin ich mittlerweile überzeugt, dass es Methoden gibt, die sich mit den uns vorhandenen wissenschaftlichen Methoden nicht nachweisen lassen, aber trotzdem ihre gleichwertige Berechtigung haben. Wenn gewisse Prozesse ganz individuell ablaufen, wird es schwer, sie in Studien zu objektivieren. Im Studium gab es einst den Spruch: *„Wer heilt, hat Recht."* Da ist etwas dran. Wenn es allerdings um die klassische Wissenschaft geht oder aber um den wissenschaftlich

---

74   Ebd.

geschulten behandelnden Arzt, kann man hier nur mit Intuition arbeiten, wenn man gleichzeitig diesen Impuls nochmal reflektiert. Dasselbe gilt aber nichtminder für nichtakademische Therapeuten. Dort, wo falsche Sicherheit, Überheblichkeit und Rechthaberei merklich wird, sollte man Acht geben. Jeder Forschende oder therapeutisch handelnde Mensch sollte sich stets fragen, wo kam dieses Gefühl her und was möchte es mir sagen? Ist es echt? Dass diese Fragen nicht mal eben so leicht zu beantworten sind, wird einem eigentlich nur klar, wenn man regelmäßig in sich spürt, zum Beispiel durch Achtsamkeitstechniken oder Meditation. Wenn man ein feineres Bewusstsein für die eigene Gefühlswelt entwickelt, wird es möglich, in Harmonie von Kopf und Herz das Handeln hiervon leiten zu lassen. Doch dies ist wahrlich eine Meisterschaft! Darum lasst uns in Demut vor dem Wunder Leben verbeugen und einsehen, wie viel wir eigentlich nicht wissen.

Kann Meditieren uns dabei helfen, Intuition und Mitgefühl in unserem Handeln zu verbinden? Robert Thurman, ein buddhistischer Wissenschaftler, begründet den Zweck des Meditierens für nicht an Religiosität oder Spiritualität interessierte Menschen, indem er aufführt, dass Meditieren zu mehr Menschlichkeit beitrage. Der Zweck der Meditation sei es, die Tugenden des menschlichen Geistes zu erhöhen und störende Gedanken zu verhindern. Hierdurch soll die Verbindung mit anderen sowie unsere Beziehung zu der sich ständig verändernden und voneinander abhängigen Natur der Realität gestärkt werden. Er erläutert zudem, dass wir, ohne zu meditieren, fast alle von aufwühlenden Gedanken und Emotionen wie Ärger, Egoismus, Eifersucht, Stolz, Selbstverachtung, Begierde oder mehr geplagt sind. Aber auch Emotionen, die für gewöhnlich als positiv angesehen werden, wie das Verlangen nach einer Tasse Kaffee, die ängstliche Erwartung der Berührung eines anderen oder das Gefühl rechtschaffender Wut über die Ungerechtigkeit der Welt, können problematisch werden und den Geist aufregen.[75] Über den durch Meditation klarer werdenden Geist schreibt er: *„Ein unaufgeregter Geist ist zufrieden, und dieser Zustand kann durch Meditation erreicht werden. Aber Zufriedenheit bedeutet nicht, wie eine Schüssel Wackelpudding herumzusitzen und Hoffnungen oder Ziele aufzugeben. Sie können sich mit der Welt beschäftigen und dabei Aktivitäten wählen, die Ihnen den größten Sinn, Zweck und die größte Verbindung geben. Anstatt Angst, Frustration und Begierde zu empfinden, stellen Sie fest, dass Sie glücklich und voll präsent sind, wenn Sie Ihre Träume verfolgen – und dennoch die realistische Sichtweise beibehalten, dass äußere Errungenschaften nur vorübergehende Befriedigung bringen, und wenn Sie Ihre Ziele nicht erreichen, behalten Sie dennoch Ihr Glück und Ihre Präsenz bei, mit dem stabilen Gefühl, dass die wahren Ursachen des Glücks in Ihrem eigenen Geist liegen und nicht im Außen."[76]*

Ein Hindernis, warum sich westliche Menschen so selten der Meditation hingeben, sieht er in den unüberwindbaren Hindernissen von wissenschaftlich nicht belegbaren Elementen, wie etwa die im Buddhismus vorkommenden Themen Karma, Wiedergeburt sowie Höllen- oder Götterreiche. Darum spräche sich auch der Dalai Lama für einen Weg aus, der Spiritualität und Ethik verbindet, aber gleichzeitig jenseits von Religion liegt. Diese von Thurman und aus den Lehren des Dalai Lama überlieferten Ansichten verdeutlichen, warum auch Wissenschaftler vom regelmäßigen Meditieren profitieren könnten. Neben einer zunehmenden Klarheit des Geistes, besserer Fokussierung, Kreativität, Intuition und Präsenz würde ihre Forschung mit der Zeit von mehr Mitgefühl für und einer Verbundenheit mit dem umgebenden Leben geprägt sein. Ich glaube, dass dies sinnvoll wäre

---

75   https://www.skepticspath.org/blog/what-is-a-skeptics-path-to-enlightenment/.
76   https://www.skepticspath.org/blog/what-is-a-skeptics-path-to-enlightenment/, Übersetzt mit www.DeepL.com/Translator (kostenlose Version).

und auch jedem, der in der wissenschaftlichen Welt tätig ist, selbst Gutes bringen würde.

Ich möchte nun diesem einen Gefühl auf den Grund gehen, das bereits so häufig Erwähnung fand und mich durchs Leben navigierte. Wenn man dieses einmal wahrgenommen hat oder meint, es durch Meditation ein wenig zu spüren, ist man als westlich geprägter Mensch vielleicht verleitet, es irgendwie erklären zu wollen. Aber können wir Bewusstsein oder gar Lebensmitgefühl überhaupt messen? Wäre es nicht schon fast dilettantisch und vermessen, zu glauben, es mit unseren gewöhnlichen Werkzeugen analysieren zu können? Manchmal braucht es Feingespür, um etwas zu entdecken, was nur mit den Sinnen wahrnehmbar ist. In den Worten der Wissenschaft ist es schwer zu beschreiben, was für uns Lebewesen wirklich von Bedeutung ist, was uns bewegt und berührt. Die poetische Sprache schafft es eher, zu vermitteln, was rational nicht zu erklären ist.

Diese Art des unvergleichbaren Spürens beschreibt ein Schüler des verstorbenen Zen-Meisters Shunryu Suzuki: *„Zu anderen Zeiten, wenn ich darum rang, stillzusitzen, ruhten die Hände des Roshis plötzlich bewegungslos auf meinen Schultern, eine Berührung, die mir durch und durch ging. Meine Atmung wurde dann ruhiger und länger. Spannungen lösten sich, und meine Schultern glühten von Wärme und Vitalität. Einmal fragte ich ihn, was er da tue, wenn er mir die Hände auf die Schultern legte, und er sagte: ‚Ich meditiere mit Dir.‘ Es ist selten, daß man auf diese Weise angefasst wird, empfänglich und offen, mit liebevoller Zuwendung. Die meisten Berührungen sagen: ‚Hau ab‘ oder ‚Komm her‘ oder ‚Sitz gerade‘ oder ‚Halt still‘. Diese Berührung sagte: ‚Ich bin hier bei dir, wo auch immer du gerade bist. Ich bin bereit, alles anzufassen, was immer es auch ist.‘ Das war der*

Geist der Meditation, der Geist der Unterweisung: ,Sitze mit allem. Sei eins mit allem. "[77]

Es braucht mehr als die bloße Hand, die uns anfasst, damit wir uns berührt fühlen. Und manchmal braucht es gar keinen körperlichen Kontakt. Aber für uns alle ist es immens wichtig und macht denn Sinn des Lebens aus, dass wir berühren und berührt werden. Dasselbe gilt für Worte und für alles, was wir mit dem Geist und Körper beschließen zu tun.

Dies ist aber nichts, was sich in eine Technik einsperren ließe, denn es geht um reines Gefühl. Sobald ein Wille oder ein Suchen hinzukommt, funktioniert es nicht mehr. Dies beschreibt der Japanische Shiatsulehrer Kishi in seinem Buch über Sei-ki, wenn er von den Versuchen der großen Shiatsu-Meister berichtet, unter denen er gelernt hatte. Diese bemühten sich, die Methode durch Theorien zugänglicher für die Lehre an Instituten zu machen. Auch gab es Forschungsprojekte, die der Wirkungsweise des Shiatsu auf den Grund gehen wollten. Aber hierdurch kamen sie immer weiter weg von der eigentlichen Technik, die Kishi später Sei-ki nannte. Ähnliche Spannungen beschreibt er bei den Versuchen der japanischen Gesellschaft, traditionelle Heilmethoden und neu aufkommende empirische Medizinverfahren miteinander in Einklang zu bringen.[78]

Manchmal, so empfinde ich, dürfen wir akzeptieren, dass Dinge funktionieren, obwohl wir sie nicht mit unserem rationalen Geist erfassen können. Aber spüren können wir es. Doch auch in unseren Empfindungen müssen wir uns oft erst schulen, um zu erkennen, was wahr und was überlagert von subjektivem Empfinden ist.

---

77   Jusan Kainen, Vorwort in Shunryu Suzuki: Seid wie reine Seide und scharfer Stahl, das geistige Vermächtnis des großen Zen-Meisters (2006).
78   Akinobu Kishi und Alice Whieldon: Das Verborgene in der Kunst des Shiatsu, in Resonanz mit dem Leben (2015).

Das Meditieren und Methoden der Achtsamkeit würden in der Wissenschaft helfen, Fokussierung, Intuition und Kreativität zu fördern. Doch mit mal eben so vor dem Labor zu meditieren wird es nicht getan sein. Meditation und Achtsamkeit sind am Ende auch nur Methoden. Sie können nur zum Wohle von Lebewesen beitragen, wenn sie gepaart mit Werten sind, die das Unheilsame unterlassen und das Mitgefühl für andere Lebewesen kultivieren. Hierfür ist eine ganzheitliche Schulung von Körpergefühl und Geist notwendig. Wir alle sind dazu in der Lage, nur üben müssen wir dies stätig, denn perfekt ist hier niemand.

Und was ist mit den Versuchstieren?

Wissenschaftler sind Menschen mit einer eigenen Geschichte. Forscher, die Tierversuche durchführen, sind keine Monster oder Ähnliches. Viele von ihnen sehen sogar einen größeren Nutzen in den Tierversuchen, was sie dazu motiviert, dieses Übel in Kauf zu nehmen. Ich behaupte aber, dass es jemandem, der hierzu bereit ist, am Spüren des wirklich lebendigen Lebensmitgefühls mangelt. Zum einen würden viele sonst manche Versuche gar nicht mit ihrem Innersten vereinbaren können, zum anderen würden sie automatisch nach Wegen aus diesem vermeintlichen Dilemma suchen, mit all ihrer vorhandenen wissenschaftlichen Schaffenskraft.

Mein Weg ging einmal durch das Innerste der Wissenschaft hindurch. Mein Schwerpunkt waren die Infektionsforschung sowie die Welt der Tierversuche. Zwar werden Bakterien und Viren weiterhin Teil meines Lebens bleiben, ob nun beruflich oder weil sie immer da sind, aber ich habe mich entschlossen, dem Fühlen mehr Raum zu geben. Daher leitet mich meine innere Stimme nun aus der Forschung heraus hinein in eine neue Welt, von der ich bisher schon ein wenig Einblicke erhielt. Ich möchte mutig diesen Teil des Lebens weiter erkunden. Denn wenn ich einmal diesen Körper verlassen muss, wird es nicht das wissenschaftliche Buch sein, an das ich mich erinnere, sondern dieses eine Gefühl, was das Leben ausmachte und es so lebendig hat anfühlen lassen. Was noch folgen wird und ob Wissenschaft irgendwann wieder eine bedeutsame Rolle in meinem Leben spielen wird, das wird sich zeigen. Ich bin da offen.

Aber lasse ich die Versuchstiere nun im Stich? Mein damaliger Wunsch, einmal Tierexperimente zu ersetzen, ließ sich bisher nicht umsetzen. Aber was kann ich denn noch für die unzähligen leidenden Tiere tun, wenn nicht durch die Wissenschaft selbst? Wie wichtig mir dies ist und dass es mich nicht loslässt, zeigt mein inneres Grauen, als ich kürzlich einen Artikel über die Impfstoffentwicklung für Covid-19 und die damit verbundenen Primatenversuche las. Hierin heißt es, viele der Rhesusaffen für die Entwicklung von Impfstoffen kämen aus Asien. China blockiere seit Anfang des Jahres deren Export, wodurch sich Forschungsprojekte verzögerten. Es wird erläutert, warum so viele Primaten aus dem fernen China nach Europa importiert werden: *„Unter anderem wegen hoher Kosten, strenger tierethischer Vorschriften sowie des vehementen Widerstands von Tierschützern werden in den insgesamt neun europäischen Affenzuchtzentren erheblich weniger Affen gezüchtet, als in der Forschung eingesetzt werden. Die Konsequenz: Die EU importiert fast 90% ihrer Versuchsaffen."*[79] Dieses Argument bringen manche Tierexperimentatoren an, wenn sie für Tierversuche argumentieren. Wenn wir heute alle Experimente in unserem Land verbieten, würden die Hersteller die Versuche ins Ausland verlagern oder, wie in diesem Fall, die Zucht von Laboraffen China überlassen. So etwas ist allerdings nur möglich, wenn die, die für Tierversuche verantwortlich sind, nicht selbst von sich aus, aus ihrem Innersten, solche Veränderungen mitbeeinflussen würden.

In dem Zeitungsartikel wird weiter konstatiert, dass eine schnelle und sichere Impfstoffentwicklung nur durch Tierversuche möglich sei, diesen Fakt müsse man akzeptieren. Doch wenn man in dem Maße, wie derzeit die Impfstoffentwicklung gefördert wird, auch tierversuchsfreie Möglichkeiten unterstützen würde und dies schon lange zuvor begonnen hätte, stünden wir vielleicht gar nicht vor solchen ethischen Diskussionen. Stelle man sich mal vor, man könnte ohne Tierversuche irgendwann Medikamente entwickeln, weil sogenannte In-vitro-Methoden derart ausgereift sind, dass man nun

---

79   https://www.nzz.ch/wirtschaft/impfstoffentwicklung-es-koennten-bald-die-affen-fehlen-ld.1587270.

günstiger und viel effektiver testen könnte. Tierversuche sind darüber hinaus häufig unzuverlässig. Dies ist wiederum ein Problem, wenn man neue In-vitro-Methoden etablieren möchte, da sie dem Goldstandard Tierversuch standhalten müssen. Aber wie kann sich eine vielleicht aussagekräftigere und sicherere Methode als gleichwertig beweisen, wenn sie genauso schlecht sein soll wie ihr Vergleichsobjekt? Und dennoch, Stück für Stück geht es voran in der Entwicklung tierversuchsfreier Methoden, denn immer mehr Entwickler entdecken deren Potenzial.

Auf der einen Seite wird also, wenn auch viel zu wenig gefördert, mit Herzblut daran geforscht, Tierversuche zu ersetzen. Aber dann kam Covid-19. Der Impfstoffmarkt boomt und erhält zuvor unvorstellbare Förderung. Statt herkömmliche Impfstoffentwicklungen zu nutzen, konnte man nun neue Technologien vorantreiben. Dass diese ganze Industrie nun noch mehr Tiere opfert, nimmt man schweigend hin. Mein Herz blutet angesichts so viel Ignoranz. Immer wieder kommt das Argument, ob man denn stattdessen Menschenleben opfern wolle? Ihr Lieben, lasst uns nach den Ursachen von Pandemien schauen, lasst uns die Prävention endlich mehr fördern und stecken wir endlich mehr Zeit, Geld, Aufmerksamkeit und Herzblut in eine Forschung, die nicht unter dem Vorwand, Leid zu beheben, gleichzeitig noch viel mehr Leid erzeugt!

Was passiert eigentlich mit den unzähligen Tieren nach dem Versuch? Die meisten sind so krank oder müssten nicht vertretbare Schmerzen aushalten, dass sie direkt nach dem Experiment getötet werden. Manchmal gibt es aber nicht so belastende Versuche, und diese fände ich auch in Zukunft akzeptabel. Dann bräuchte man von mir aus nicht alle Tierversuche abzuschaffen. Immerhin ist es ja auch für uns Menschen zumutbar, freiwillig für klinische Testungen ein gewisses Maß an Leid auszuhalten für das Wohl anderer. Vielleicht schaffen wir es irgendwann, durch sogenanntes „Refinement" Tierversuche immer weniger belastend zu machen. Dann gäbe es allerdings noch mehr Tiere, die nach den Experimenten weiterleben könnten. Wohin soll man sie aber geben?

Heutzutage besteht zusätzlich das Dilemma der zunehmenden genetisch modifizierten Tiere. Hiermit geht ein noch unvorstellbareres Leid einher, denn es werden „überzählige" Versuchstiere produziert, die man einfach töten muss. Die Zahl von genetisch modifizierten Tieren steigt jährlich an. Insbesondere in der Grundlagen- und angewandten experimentellen biomedizinischen Forschung besteht ein Wunsch nach individuell genetisch veränderten Mäusen, Ratten, Schweinen und anderen Tieren. Bestimmte Veränderungen des Organismus lassen sich hierdurch darstellen, um gezielt Fragestellungen der Wissenschaft zu bearbeiten. Speziell veränderte Individuen können über Kataloge von spezialisierten Zuchtfirmen bestellt werden. Um ein solches Zielobjekt der Forschung „herstellen" zu können, müssen allerdings bereits im Vorhinein aufwendige Zuchten betrieben werden, denn nicht jeder Reproduktionsversuch führt sofort zum gewünschten Ziel. Soll eine neue genetische Linie erschaffen werden, braucht man hierfür häufig eine große Anzahl an Tieren. Darüber hinaus müssen diese quasi auf Vorrat produziert werden, damit sie bei Bedarf für die Forscher zur Verfügung stehen, wenn diese sie bei der Zuchtfirma bestellen. Man spricht hierbei von sogenannter Erhaltungszucht einer transgenen Linie. Mitarbeiter des „Nationalen Ausschusses für den Schutz von für wissenschaftliche Zwecke verwendeten Tieren" am Bundesinstitut für Risikobewertung (BfR) in Berlin schrieben 2015 über das Ausmaß der hierfür verwendeten Individuen:

„Bis zum Inkrafttreten der Novellierung des Tierschutzgesetzes im Juni 2013 war eine solche Zucht kein genehmigungspflichtiger Tierversuch. Nach der neuen Rechtslage fällt die Zucht genetisch ver-änderter Tiere unter die Genehmigungspflicht, wenn dabei Tiere geboren werden, die aufgrund der genetischen Veränderung

Schmerzen, Leiden oder Schäden erfahren können (§ 7 Abs. 2 S. 1
Nr. 2 TierSchG). Im Zuge dieser Gesetzesänderung und der daraus
resultierenden Pflicht, anzugeben, wie viele Tiere für die Zucht
benötigt werden, ist die große Anzahl an überzähligen Tieren erst
ersichtlich geworden.[80]

Was macht man aber mit den Tieren, die das Zuchtziel nicht erreichen,
also nicht die gewünschten Veränderungen exprimieren? Man geht
derzeit davon aus, dass nur ca. 15 % der Tiere dem erwünschten
Phänotyp entsprechen. Darüber hinaus muss man sich fragen, was
mit „ausgedienten" Elterntieren geschieht, wenn diese nicht mehr
benötigt werden. Trotz optimaler Zuchtplanung lässt sich die
Produktion von überzähligen Tieren, die demnach nicht für den
Versuchszweck in Frage kommen, derzeit nicht vermeiden, wenn man
weiter an genveränderten Tieren als Teil von Versuchen festhält oder
dies durch neue Wirkstofftechnologien sogar noch befeuert.

Es gibt ein weiteres Problem mit den unvorstellbar vielen genetisch
veränderten Tieren. Sie können, im Gegensatz zu den Tieren, auf die
ich gleich kommen werde, nicht aus dem Labor vermittelt werden. Die
Rechtslage erlaubt dies nicht: *„Die Abgabe in Privathand, wie mit*
Versuchshunden und -katzen praktiziert wird, ist im Falle der
genetisch veränderten Mäuse bereits wegen ihrer genetischen Modifi-
kation unzulässig und angesichts der hohen Tierzahlen praktisch nicht
umsetzbar.[81]

Folgender Schluss zur Rechtfertigung der Tötung überzähliger
Zuchttiere wird daher gezogen: *„Der primäre Grund für die Tötung*
überzähliger Tiere ist die Unmöglichkeit einer artgerechte

---

80   Chmielewska, J. et al. (2015): Der „vernünftige Grund" zur Tötung von
überzähligen Tieren. Eine klassische Frage des Tierschutzrechts im Kontext der
biomedizinischen Forschung. Natur und Recht 37: 677–682.
81   Ebd.

Unterbringung. Im Hintergrund ist jedoch die Freiheit der Forschung betroffen. Wenn die Einrichtungen alle überzähligen Tiere bis zu ihrem Tod behalten müssten, muss damit gerechnet werden, dass der wissenschaftliche Betrieb in kürzester Zeit zum Erliegen kommt. Wegen mangelnder Kapazitäten in der Tierhaltung wären keine neuen Versuche möglich. Die Tötung überzähliger Tiere ist im Wesentlichen durch diese Ausweglosigkeit bedingt, da keine Alternativen zur Verfügung stehen, die sowohl das Weiterleben der Tiere als auch die Fortsetzung der Forschung ermöglichen würden.[82]

Was um Himmels willen Monströses haben wir Menschen hier durch unseren Wissensdrang und durch unsere Angst vor Krankheiten und somit letztendlich durch die Abwehr von Leid und Tod erschaffen? Wenn nur diejenigen, die dieses Gräuel vorantreiben, im gleichen Atemzug darum bemüht wären, solche Umstände zu verändern. Doch vielerorts wird dieses unvorstellbare Leid in Kauf genommen und stattdessen von anderen erwartet, für Lösungen zu sorgen, man sei hierfür nicht verantwortlich. Wann übernehmen wir als Menschen endlich für all unsere Taten die Verantwortung, anstatt zu behaupten, die Umstände oder andere wären hierfür zuständig? In einem Achtsamkeitskurs, den ich kürzlich mitmachte, hieß es, es gäbe unvermeidbares und vermeidbares Leid. Dieses Leid in den Laboren, ist es wirklich unvermeidbar? Es hieß in dem Kurs auch, Krankheit sei unvermeidbares Leid. Ich denke, es gibt Krankheiten, die unvermeidbar sind, aber auch welche, die sich vermeiden und durch uns selbst heilen ließen. Wie steht es beispielsweise um Zivilisationserkrankungen? Wobei ich einräumen muss, dass nicht jeder Mensch die mentale Kraft besitzt, sich gesunderhaltend zu ernähren oder zu bewegen. Stress in der Arbeitswelt tut seinen Beitrag hierzu. Und auch ich erliege immer wieder dem Griff zur Schokolade. Also ist es vielleicht doch vielschichtiger und

---

82   Ebd.

verwobener? Aber nicht unveränderbar! Tierversuche sind in meinen Augen in den meisten Fällen Leid, das vermeidbar wäre, wenn man denn nach anderen Wegen suchen wollte und die Verantwortung übernähme!

Ich erwähnte, dass einige wenige Tiere nach den Versuchen die Labore verlassen dürften, um in private Hand vermittelt zu werden. Dies ist tatsächlich so und zwischen Tierschutzorganisationen und den Laboren herrscht ein guter Kontakt, sodass sich bereits vor der Vermittlung über die Tiere informiert werden kann. Rechtlich zulässig ist die Abgabe von Tieren an Privatpersonen, sofern von dieser Seite aus die nötige Kenntnis und Bereitschaft bestehen. Die Abgabe von Hunden und Katzen wird in Deutschland und im Ausland mancherorts praktiziert. Manche Experten sehen dies kritisch. Vermutlich, da die Tiere aufgrund der begrenzten Umwelteinflüsse im Labor zunächst ein Sozialisierungsprogramm durchlaufen müssen, bevor sie vermittelt werden können. Die sogenannte Prägungsphase, in der Tiere an äußere Einflüsse gewöhnt werden, findet in den ersten Lebenswochen statt. Durchaus denkbar ist es, dass sich einige Tiere aufgrund von äußeren Einflüssen (Straßenlärm, Kindergeschrei etc.), die sie in den ersten Lebenswochen nicht kennenlernten, nie stressfrei an das neue Leben in Privathand gewöhnen werden. Eine gute Vorbereitung der Versuchstiere bereits in jungen Jahren auf die spätere Vermittlung ist hier notwendig und möglich. Als ich noch Studentin der Tiermedizin war, sah man regelmäßig Kommilitonen mit den universitären Laborbeagles spazieren gehen, und der ein oder andere adoptierte später einen dieser Hunde.

In jedem Fall können Tiere nicht einfach aus der Versuchstierhaltung in private Hände gegeben werden, sondern müssen ein Sozialisierungsprogramm durchlaufen. Nach § 10 Abs. 2 Satz 1 Tierschutz-Versuchstierverordnung ist der Träger einer Einrichtung dazu verpflichtet, die Tiere an ihre künftige Unterbringung zu gewöhnen, also entsprechend zu trainieren. Ähnlich ist es in dem Erwägungsgrund 26 der EU-Tierversuchsrichtlinie 2010/63/EU formuliert:

„Wenn die Mitgliedstaaten einer privaten Unterbringung zustimmen, ist es von wesentlicher Bedeutung, dass der Züchter, Lieferant oder Verwender über ein System für eine angemessene Sozialisierung dieser Tiere verfügt, damit eine erfolgreiche private Unterbringung sichergestellt werden kann, den Tieren unnötige Ängste erspart bleiben und die öffentliche Sicherheit gewährleistet ist. Demzufolge geschehen Tötungen, um die mit den Sozialisierungsprogrammen verbundenen Aufwendungen zu ersparen, ohne vernünftigen Grund und sind daher rechtswidrig."[83]

In Bezug auf Hunde und Katzen betont die EU-Tierversuchsrichtlinie sogar, dass diese privat untergebracht werden sollen, da „die Sorge der Öffentlichkeit um das Schicksal dieser Tiere groß ist". Für Ratten, Mäuse, Meerschweinchen, Kaninchen, natürlich auch für Schweine und Schafe und selbstverständlich für Primaten und alle anderen Versuchstiere gilt im Prinzip dasselbe. Die Praxis zeigt sich da jedoch beschwerlicher. Der Träger einer Versuchseinrichtung und eigentlich auch schon der Züchter von Versuchstieren stehen demnach in der Verpflichtung, die Tiere angemessen an eine künftige Unterbringung zu gewöhnen. Derartige Programme existieren laut Literatur bereits für Hunde und Minipigs. Die Abgabe in Privathand scheint dennoch nicht unproblematisch zu sein. Wichtige Fragen, die das Wohlbefinden der Versuchstiere zum Ziel haben, sind: Wer beurteilt, ob es dem Versuchstier in der privaten Haltung gut geht? Wie kann man das Wohlbefinden der Tiere nach der Abgabe überhaupt

---

83   https://www.gesetze-im-internet.de/tierschversv/BJNR312600013.html sowie
https://eur-lex.europa.eu/LexUriServ/LexUriServ.do?uri=OJ:L:2010:276:0033:0079:de: PDF und
Chmielewska, J. et al. (2015): Der „vernünftige Grund" zur Tötung von überzähligen Tieren. Eine klassische Frage des Tierschutzrechts im Kontext der biomedizinischen Forschung. Natur und Recht 37: 677–682.

feststellen? Die Haltung der Versuchstiere in den Laboren wird streng überwacht. Die Haltung in Privathand nicht. Aber gerade ehemalige Versuchstiere benötigen große Fürsorge nach der Abgabe, um sicherzustellen, dass die Sozialisierung erfolgreich und im Sinne des Tieres stattfindet. Aus diesem Grund haben sich mittlerweile sehr engagierte Vereine gegründet, die diese Verantwortung, die eigentlich bei den Experimentatoren läge, übernehmen und sich um die Eingliederung der ehemaligen Labortiere in das private Umfeld kümmern.

Was kann man noch tun, um das Leid in den Tierversuchslaboren zu verringern? Insbesondere Studenten und junge Forscher können sich über andere Wege in der Wissenschaft informieren, denn gerade sie sind es, die als Nächstes in das Rad der Wissenschaft eintreten.

Im Zusammenhang mit Tierversuchen begegnet einem häufig das 3R-Prinzip. Was bedeutet dies und welche Absichten stehen dahinter? 3R steht für die drei Worte Replacement (Vermeidung), Reduction (Verringerung) und Refinement (Verfeinerung). Das 3R-Prinzip beschrieben 1959 William Russel und Rex Burch in ihrem Werk „The Principles of Humane Experimental Technique". Hiermit bezweckten sie, eine Reduzierung von Tierexperimenten und eine Verringerung von Leid und Schmerz bei den Versuchen zu erreichen. Dieses Prinzip hat sich zu einer ethischen Verhaltensbasis im Zusammenhang mit Tierversuchen entwickelt.

Replacement steht für die Vermeidung von Tierversuchen. Soweit eine sogenannte Alternativmethode zur Verfügung steht, sollte diese anstelle des Tierexperiments zum Einsatz kommen. Ersatzmethoden existieren mittlerweile in vielfältigen Bereichen, jedoch gibt es weiterhin einen immensen Bedarf, weitere Alternativen zu entwickeln. Hat sich eine Methode als möglicher

Ersatz erwiesen, wird sie nicht automatisch gegen einen Tierversuch eingetauscht. Insbesondere bei gesetzlich vorgeschriebenen Versuchen muss die Alternative eingehenden, langwierigen Prüfungen standhalten, bis sie anerkannt und in die Praxis umgesetzt werden kann. Einige Ersatzmethoden haben engagierte und zielstrebige Forscher bereits erfolgreich etabliert. In der Grundlagenforschung sind derartige Evaluationen von Ersatzmethoden nicht gesetzlich vorgeschrieben.

Reduction steht für eine Verringerung von Tierexperimenten. Durch statistische und methodische Optimierungen soll die Zahl der Versuche reduziert werden. So können zum Beispiel bei einem gesetzlich vorgeschriebenen Test, in dem eine Substanz auf ihre potenzielle Giftigkeit geprüft wird (sogenannter LD50-Test, der anzeigt, bei welcher Substanzkonzentration 50 % der Tiere sterben), derartige Verbesserungen zu einer Reduktion der verwendeten Tiere beitragen.

Durch Refinement bzw. durch eine Verfeinerung des Versuchsaufbaus und der Haltungsbedingungen sollen Leid, Schmerz und Belastung der Tiere verringert werden. Dies kann durch eine angemessene Schmerztherapie und ggf. Narkose, durch Vergrößerung der Käfige, die Bereitstellung von Beschäftigungsmöglichkeiten, eine Reduzierung der Belegdichte (Verringerung von sozialem Stress durch eine nicht zu große Tierzahl) oder ähnliche Maßnahmen umgesetzt werden.

Welche tierversuchsfreien Methoden gibt es mittlerweile? Neben Zellkulturen und Organ-on-a-Chip gibt es computerbasierte Ansätze. Die Methoden, die im regulatorisch vorgeschriebenen Bereich bereits im Einsatz sind, sind zum Beispiel in der Toxikokinetik verortet, wie die Skin Absorption (OECD Guidelines for the Testing of Chemicals, Section 4, Test No. 428). Für die Untersuchung auf Augenirritation gibt es gleich mehrere Techniken, beispielsweise organotypische Tests wie Bovine Corneal Opacity & Permeability test (BCOP), Isolated Chicken exe test (ICE), Isolated Rabbit exe test (IRE), Hens egg Test in the Chorio-Allantoic Membrane (HET-CAM) und zytotoxische und zellbasierte Tests wie Cytosensor Microphysiometer (CM), Fluorescein Leakage (FL), neutral red Release (NRR) oder red Blood Cell test (RBC).

Ich könnte so weitermachen und alle mir bisher bekannten tierversuchsfreien Methoden aufzählen. Zum einen ist aber die Anzahl mittlerweile so groß, dass dies den Rahmen sprengen würde. Zum anderen ist der Fortschritt kontinuierlich, sodass ich immer um weitere Methoden ergänzen müsste. Es ist gar nicht notwendig, dass ich hier alle Möglichkeiten aufzähle, nur um sie den Tierversuchen gegenüberzustellen. Denn für die Suche nach tierversuchsfreien Verfahren gibt es mittlerweile Datenbanken. Wer weiter in diese Welt der 3R einsteigen möchte, dem empfehle ich die Recherche nach im Folgenden aufgeführten Organisationen oder Seiten.

Für internationale Belange bezüglich der Evaluierung von Alternativmethoden ist das European Union Reference Laboratory for alternatives to animal testing (EURL-ECVAM) zuständig. In Deutschland existiert seit 1989 ein Institut, das sich mit der Entwicklung und Etablierung von tierversuchsfreien Methoden und dem Schutz der Versuchstiere befasst. Die am Berliner Bundesinstitut für Risikobewertung (BfR) beheimatete Zentralstelle zur Erfassung und Bewertung von Ersatz- und Ergänzungsmethoden zum Tierversuch (ZEBET) ist in Deutschland Ansprechpartner für alle Fragen bezüglich des 3R-Prinzips. Sie arbeitet zusammen mit der EU-Kommission und steht in Kontakt mit der OECD. Die ZEBET pflegt außerdem eine Datenbank zu tierversuchsfreien Methoden, die AnimAlt-ZEBET.

Studenten und Forscher haben an Universitäten in Berlin, Gießen und Frankfurt seit einiger Zeit Anlaufstellen bezüglich 3R-Verfahren. Die Berlin-Brandenburger Forschungsplattform BB3R fördert mit ihrem Graduiertenkolleg die 3R-Forschung in den Bereichen Gentechnik, Tissue Engineering und Bioinformatik. An der Universität Gießen wurde das ICAR$_3$R – Interdisciplinary Centre for 3Rs in Animal Research gegründet. Am Fachbereich Veterinärmedizin fand eine Neubesetzung der Professur für Versuchstierkunde und Tierschutz statt. Hier liegt der Schwerpunkt auf der Erforschung von Refinement-Programmen. Die am Fachbereich Humanmedizin der Universität Gießen neu gegründete Professur hat die Entwicklung von Ersatzmethoden zum Ziel. Auch an der Universität Frankfurt schaffte man eine neue Professur, die 3R-Verfahren, insbesondere Alternativmethoden, erforschen soll.

Lernprogramme sind ein immens wichtiges Instrument, um junge Naturwissenschaftler an die Möglichkeiten tierversuchsfreier Methoden heranzuführen. Die Berliner Kompaktkurse bieten Online-Kurse zum Thema Ersatz und Ergänzungsmethoden zum Tierversuch an. Das PETA International Science Consortium, Ltd. (PISC) stellt Online-Webinare unter folgendem Weblink zur Verfügung: http://www.piscltd.org.uk/reaching-alternatives-animal-testing/. Die Berlin-Brandenburger Forschungsplattform BB3R und die Freie Universität Berlin veranstalten regelmäßig Webinare zu tierversuchsfreien Verfahren und 3R-Methoden, die auch für Außenstehende zugänglich und sehr zu empfehlen sind: https://www.bb3r.de/veranstaltungen/Webinar-Alternativmethoden-2018.htm.

Es gibt viele namhafte Journale, in denen Forscher ihre Ergebnisse veröffentlichen können. Eine besondere Zeitschrift ist ALTEX

(Alternatives to Animal Experimentation)[84], denn sie widmet sich ganz dem Thema 3R, also Replacement (Vermeidung), Reduction (Verringerung) und Refinement (Verfeinerung) von Tierversuchen. Das Journal ist offizielles Organ der European Society for Alternatives to animal Testing (EUSAAT), der American Society for Cellular and Computational Toxicology (ASCCT), des Center for Alternatives to animal Testing (CAAT) an der Johns Hopkins University in Baltimore in den USA und den Lehrstühlen der Doerenkamp Zbinden Stiftung in Konstanz, Indien, den Niederlanden und in den USA. Ziel ist nicht nur der Tierschutz, sondern auch der Schutz des Menschen, denn viele Alternativmethoden können sogar aussagekräftiger und sicherer sein als mancher Tierversuch. Die komplexe Thematik der Anwendung des 3R-Prinzips findet umfangreiche Aufarbeitung. Neben der Beschreibung von Ersatzmethoden in verschiedenen naturwissenschaftlichen Fachrichtungen wird auch auf regulatorische Aspekte ein Fokus gelegt. Tierversuche und ihre Alternativen werden von allen Seiten beleuchtet und ein umfassender Einblick in die Möglichkeiten und Herausforderungen von tierversuchsfreien Methoden oder verfeinernden Maßnahmen geboten. ALTEX ist ein „open access journal", was bedeutet, dass alle Artikel frei zugänglich sind. Diese Zeitschrift ist absolut lesenswert und vor allem naturwissenschaftlichen Studenten und Forschern zu empfehlen.

Ich hoffe, es wird hier deutlich, dass es Wege gibt, die man beschreiten und auch selbst gestalten kann, wenn man es denn will. Ich hoffe, dass es noch viele engagierte Menschen geben wird, die das Herz am rechten Fleck haben und sich hierfür einsetzen. Informiert euch und unterstützt mit Spenden Organisationen, die sich für weniger Leid in der Forschung einsetzen!

---

84   https://www.altex.org.

Darüber hinaus kann man durch sein Konsumverhalten Tierversuche verringern, indem man auf eine entsprechende Kennzeichnung von Verpackungen achtet. Manchmal findet sich dort der Hinweis, dass nicht an Tieren getestet wurde. Weiterhin ist es immens förderlich – nicht nur für die Versuchstiere, sondern auch für das eigene körperliche und zugleich seelische Wohl –, vermeidbare Krankheiten zu verhindern. Hierdurch erspart man sich selbst und anderen unnötiges Leid und trägt gleichzeitig zu mehr Lebensfreude bei, was einem selbst und dem umgebenden Leben zugutekommt. Dies würde zwar einigen Industriezweigen gar nicht gefallen, aber worum geht es eigentlich wirklich im Leben? Das sollte es uns wert sein, uns aufzuraffen und zu engagieren.

Das Mitgefühl für das Leben sowie das Spüren dessen, was mich berührt und bewegt, sind die Beweggründe, warum ich mich für wehrlose Versuchstiere einsetze. Es ist nicht in Ordnung, wenn Macht missbraucht wird und verletzlichen Wesen hierdurch unehrenhaft Leid angetan wird!

Nachwort

In diesem Buch und auf meinem Lebensweg ging es zunächst um eine Suche nach Wahrheit. Ich stellte fest, dass das Recht-haben-Wollen uns häufig voneinander trennt. Dabei entdeckte ich, dass es mir vorrangig um Mitgefühl mit dem Umgebenden Leben ging, als dessen Teil ich mich spüre. Dies ist es, was uns alle verbindet, uns berührt und auch andere Meinungen zulässt. In diesem Buch ging es um mehr als Wissenschaft, aber es ging auch um sie. Sehr wahrscheinlich wird nicht jeder mit allen Inhalten dieses Buches übereinstimmen. Das ist in Ordnung und auch richtig so. Wir brauchen einen Austausch und die gegenseitige Kommunikation, um uns weiterzuentwickeln, und wir brauchen einander, um zu lernen. Dabei nimmt ein jeder, häufig aufgrund der eigenen Lebensgeschichte und der verschiedenen Begebenheiten, die einem auf dem jeweiligen Weg begegneten, seine Umwelt subjektiv wahr. Durch Meditation und Achtsamkeit wird man vielleicht etwas bewusster, aber trotzdem ist jeder Körper und jede Lebensgeschichte einzigartig, sodass eine Subjektivität nicht ausbleiben kann. Dieses Buch ist nicht perfekt, und egal, wie oft ich an ihm feile, es wird es nie werden.

Das Leben fließt, es verändert sich. Es kann harmonisch sein, aber nie ganz perfekt, sonst fände kein Wandel statt. Und so bin ich mir meiner Subjektivität bewusst. Ich versuche, nach bestem Gewissen zu schreiben, und gebe mir aufrichtig Mühe. Manchmal passiert es mir, dass ich beim nochmaligen Lesen einer Textstelle den Inhalt in neuem Licht sehe. So nehme ich die Vielfalt der Blickwinkel und der möglichen Wahrheiten wahr. Doch die reine Wahrheit, die ist schwer in Worte zu fassen. Vielleicht wären die Seiten dann auch einfach leer? Darum entscheide ich mich irgendwann und gehe weiter.

„Du siehst die Welt nicht, wie sie ist, du siehst die Welt so, wie du bist",
(Moji)

Und dann gibt es da noch eine fast amüsante Geschichte über die Mönche und das Rechthaben, die dies verdeutlicht:

Zwei Mönche stritten sich über einen Lehrtext. Jeder bestand darauf, dass er Recht habe, und bezeichnete die Meinung des anderen als falsch. Einer der beiden sagte: „Ich gehe zum Meister. Er soll darüber entscheiden." Und so ging er zum Meister, dem gerade ein dritter Mönch den Schädel rasierte.

„Ehrwürdiger Meister", sagte er. „Ich hatte eben einen Streit mit meinem Bruder." Er zitierte die umstrittene Textstelle und trug ihm seine eigene Meinung vor. „Mein Bruder dagegen behauptet, ich sei im Irrtum." Er trug dem Meister auch die Meinung seines Bruders vor und fragte: „Meister, wer hat nun Recht, mein Bruder oder ich?"

Der Meister sagte: „Du hast Recht."

Erfreut über diese Antwort ging der Mönch zu seinem Bruder und erzählte es ihm. Dieser jedoch lief zum Meister und beschwerte sich: „Meister, das kann doch wohl nicht sein! Ich berufe mich auf den Kommentar eines großen Lehrers und soll im Irrtum sein und er im Recht?!"

Der Meister antwortete: „Ja, du hast Recht."

Der dritte Mönch, der dem Meister gerade den Schädel rasierte, ein wahrheitsliebender Mensch, war bestürzt.

„Meister!", rief er, „ehrwürdiger Meister, wie kannst du sagen, beide haben Recht?! Entweder hat der eine Recht oder der andere."

Der Meister sah ihn lächelnd an und sagte: „Ja, auch du hast Recht."[85]

Wenn wir mit dem Kopf nicht mehr erfassen können, wer Recht hat und was wir tun sollten, gibt es andere Wege, die unsere Richtung bestimmen können? Spür in Dich hinein, womit trittst Du in Resonanz?

---

85   Originalquelle unbekannt.

Dank

Ich möchte von ganzem Herzen meinem Mann dafür danken, dass er mich gefunden hat. Ich danke ihm zutiefst, dass ich ihm vertrauen kann und er das Herz am rechten Fleck hat. Außerdem danke ich, dass er mit mir den wundervollen Weg einer Familie geht und dafür, dass er mir unsere Kinder schenkte. Ich danke meinen Kindern mit unendlicher Liebe dafür, dass sie uns als Familie wählten. Ich hoffe, ich werde Euch all das geben, was für Euch wichtig ist und wünsche, dass ihr Eure innere Essenz entdeckt und lebt. Weiterhin möchte ich meinen Eltern für das Geschenk des Lebens danken und meinen Großeltern für ihre bedingungslose und großherzige Liebe. Ich danke außerdem allen Freunden und Lehrern, die mir auf meinem bisherigen Weg begegneten. Ich bedanke mich bei der wundervollen Lektorin, die dieses Buch Korrektur las und einen Teil ihres Honorars freiwillig an die Stiftung SET zum Ersatz von Tierversuchen spendete. Ich danke dem Leben dafür, dass ich hier sein darf. Ich danke für alle Erfahrungen, die mich wissen ließen, dass das, wonach ich mich sehnte, tatsächlich existiert. Ich danke nicht zuletzt allen Tieren, insbesondere den Labortieren, welche für uns Menschen Leid ertragen. Damit sich diese Umstände verändern, werde ich alle Einnahmen aus diesem Buch an die Stiftung SET spenden.

„Wenn ich ich bin, weil ich ich bin,
und wenn du du bist, weil du du bist,
dann bin ich ich und du bist du –
Hingegen, wenn ich ich bin, weil du du bist,
und wenn du du bist, weil ich ich bin,
dann bin ich nicht ich und du bist nicht du."
(Sufi-Kôan)